Bernhard Weber, Christiane Weber

CHRONISCH KRANK
WAS TUN ?

Naturheilverfahren – Erfahrungsheilkunde
Elektroakupunktur nach Voll

Bernhard Weber & Christiane Weber

CHRONISCH KRANK
WAS TUN ?

Naturheilverfahren – Erfahrungsheilkunde
Elektroakupunktur nach Voll

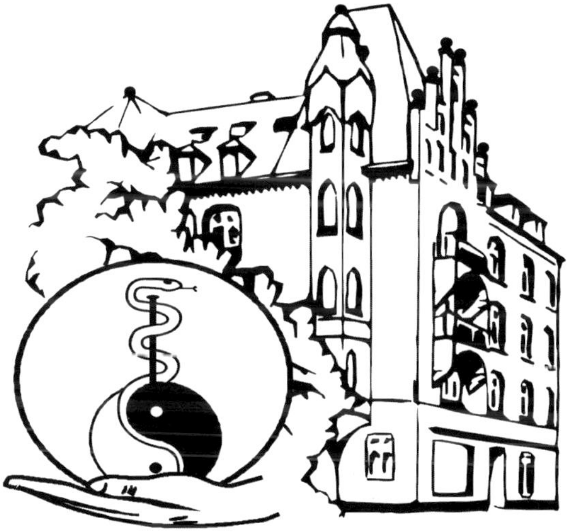

Allergien, Allgemeine Schwäche, Asthma, Bronchitisneigung, Bluthochdruck, Chronische Müdigkeit, Cholesterin, Darmerkrankungen; Depression, Durchfälle, Gelenkschmerzen, Rheuma, Haarausfall, Trockenes Auge, Schwermetall, Hautekzem, Tinnitus, Tumorerkrankungen, Herzrhythmusstörungen, Nierenerkrankungen, Schlafstörung, Hormonstörungen-Kinderlosigkeit, Lebererkrankungen; MS, Nervosität, Infektanfälligkeit, Inkontinenz, Kindererkrankungen, Kopfschmerz-Migräne

Hochheim 2005

Umschlag: Jürgen Bücker

Satz: Jürgen Bücker

Druck: Bonifatius GmbH

ISBN: 3-934672-13-2

Inhalt

Chronisch krank - was tun ?

Vorwort

Naturheilverfahren/ Komplementärmedizin gewinnen zunehmend an Bedeutung. Sie sind eine sinnvolle. Ergänzung zur konventionellen Hochschulmedizin. Während die konventionelle Medizin in ihrer physikalisch-chemischen Denkweise vornehmlich strukturell-materiell ausgerichtet ist, liegt die Bedeutung der Komplementärmedizin in ihrem funktionellen Ansatz, der kybernetischen-steuernden Denkweise.

In der Komplementärmedizin gehen wir von einem sich selbst organisierenden und regulierenden Organismus aus, der sämtliche Lebensfunktionen auf die Norm reguliert, Störungen kompensiert und Heilungsprozesses unterhält. In diesem Mechanismus eingreifend können erstaunliche Wirkungen erzielt werden, sowohl bei akuten als auch bei chronischen Erkrankungen, aber auch zur Gesundheitsvorsorge und Rehabilitation.

Selbstverständlich setzen auch die Methoden der Komplementärmedizin eine fundierte Ausbildung und fachgerechte Anwendung voraus. In der Hand eines Arztes, der sowohl die konventionelle Medizin beherrscht als auch die Komplementärmedizin gekonnt anwendet, ist eine unfassende und ganzheitliche Diagnostik und Behandlung möglich.

Dieser Patientenratgeber, ist eine sinnvolle Maßnahme und trägt zum Verständnis der Methode bei, zumal er seriös und fachgerecht gestaltet ist.

Dr. med. Antonius Pollmann
Präsident des Zentralverbandes der Ärzte
für Naturheilverfahren und Regulationsmedizin (ZÄN)

Ziele dieses Buches

Die Zahl der chronischen Krankheiten nimmt ständig zu. Während zum Beispiel vor einem Jahrhundert weniger als ein Prozent der Bevölkerung von Allergien betroffen war, reagiert heute schon fast jeder Dritte allergisch. Auch für Rheuma, Rückenschmerzen, Müdigkeitssyndrom, diverse Infektionen und viele andere chronische Erkrankungen lassen sich solche Entwicklungen in steigender Tendenz feststellen. Die Schulmedizin kann nicht in allen Fällen weiterhelfen, zumal sie oft nur an den Symptomen orientiert ist. Eine Behandlung, die nur auf eine kurzfristige Wirkung mit Hilfe von Schmerzmitteln, Kordison, Antibiotika und Psychopharmaka setzt, greift zu kurz. Dabei muss man immer wieder mit erheblichen Nebenwirkungen rechnen und kann auch dadurch zum chronisch kranken Dauerpatienten werden.

Bei vielen Patienten mit chronischen Krankheiten, die nicht nur ihre Symptome behandeln lassen wollen, wächst das Interesse an den sanften Naturheilverfahren. Eine wirkliche Heilung versprechen sie sich von den traditionell bewährten Verfahren der Naturheilkunde, wie Akupunktur, Pflanzenheilkunde, Homöopathie und Umweltmedizin, physikalischen Therapieformen wie z.B. Fiebertherapie und der orthomolekularen Behandlung durch Vitamine, Spurenelemente usw.

Chronisch Kranke mit unklarer Erkrankungsursache sind ein besonderer Schwerpunkt dieses Buches. Durch eine umfassende Information der Patienten kann der Gesundwerdungsprozess unterstützt werden. „CHRONISCH KRANK – WAS TUN?“ ist ein Beitrag, für Ihre chronischen Erkrankungen die nötigen Wissensgrundlagen zu finden, um die Ursachen ihrer Krankheit gezielt zu behandeln, nicht nur die Symptome. Dieses Buch wendet sich insbesondere an chronisch kranke Menschen, die ihren eigenen Heilungsprozess mehr und mehr wieder selbst in die Hand nehmen wollen und fest daran glauben, dass es einen anderen Weg aus ihrer Krankheit gibt.

1.1. Das Immunsystem als ganzheitliches System

Der Körper ist ein lebendiges System, das ganzheitlich funktioniert. Wenn der Körper mit einer Krankheit nicht fertig wird, dann ist etwas in diesem System blockiert, mit anderen Worten: das Immunsystem ist zusammengebrochen und ganz offensichtlich z.B. nicht mehr gegen Erreger unterschwelliger Krankheiten und gegen bestimmte Gifte gefeit. Unterschwelliger oder subchronischer Infekt ist dabei als kleiner Rest (z.B. 10%) einer nur teilweise ausgeheilten oder gar nicht voll in Erscheinung getretenen Erkrankung zu sehen. Anders als bei einem gesunden Menschen laufen Störfaktoren-Erkennung, Verwertung, Speicherung und Beseitigung der durch Störungen im Immunsystem verursachter Belastungen nun anders ab, weil etwas im Körper blockiert ist, was mehrere Organfunktionen stört.

1.2. Ursachen von Krankheiten - Mehrfachbelastungen

Die meisten Krankheiten entstehen durch eine Blockierung der Ausscheidung oder aufgrund von Giftstoffen, da bei der Verwertung Aufnahme- oder Transportprobleme auftauchen können. Zuerst müssen die Orte der Blockaden ausfindig gemacht werden, d.h. die Stellen, an denen sich die Giftstoffe im Körper angesammelt haben.

Ziele dieses Buches

Giftstoffe, die nicht ausgeschieden werden und sich im System ablagern, beeinträchtigen bzw. behindern die körperlichen Organe in ihrer normalen Funktionsfähigkeit. Diese Giftstoffe können dabei aus verschiedenen Quellen stammen:

Stoffwechselgifte werden von den körpereigenen Organen und Zellen gebildet und werden zum Störfeld.

Biologische Gifte haben ihren Ursprung in den körpereigenen Mikroben, der Nahrung sowie in Zahnherden und lagern überflüssige Abfallstoffe im Bindegewebe ab.

Psychische Belastungen stehen oft am Anfang einer solchen Fehlentwicklung.

Der naturheilkundlich orientierte Arzt setzt bei der Suche nach den Ursachen an und stellt fest, welche Ursachen der Krankheit noch vorhanden sind und entscheidet dann, wie sie im Einzelnen behandelt werden können. Eine chronische Krankheit beruht auf unterschwelligen Mehrfachbelastungen, die durch schulmedizinische Untersuchungen oft nicht erkannt werden können, weil diese erst in der Summe krank machen, z.B.: kranke Zähne, Umweltbelastungen und Ernährungsfehler usw. Allein durch die symptomatische Therapie, wie sie in der Schulmedizin üblich ist, können chronische Krankheiten oft nicht ausgeheilt werden.

Wissenschaftliche Auswertungen über naturheilkundliche Erfolgsaussichten werden mit ganzheitlichen Methoden und, entgegen den schulmedizinischen Fehlentwicklungen, mittels der „Elektroakupunktur nach Voll"- Diagnose erfasst. Die Vorbelastungen des Immunsystems durch dauerhafte, unterschwellige Infekte und

Umweltgifte, welche bei den Schulmedizinern nicht untersucht werden, sind der Schlüssel. Blockaden durch Entzündungen oder chronische Vergiftungen sowie durch körpereigene Substanzen wie Säuren oder Fette, die sich z.B. hinter vielen angeblichen Alterserscheinungen verbergen, werden genauestens ausgetestet und dienen als zentrale Ansatzpunkte für den nachhaltigen Heilungsprozess. Die umweltmedizinischen Ursachen von Allergien werden mit berücksichtigt, krankmachende Substanzen wie Schwermetalle und Umweltgifte werden mit diagnostiziert, um die vorhandenen alternativen, naturheilkundlichen Möglichkeiten der Heilung optimal einzusetzen.

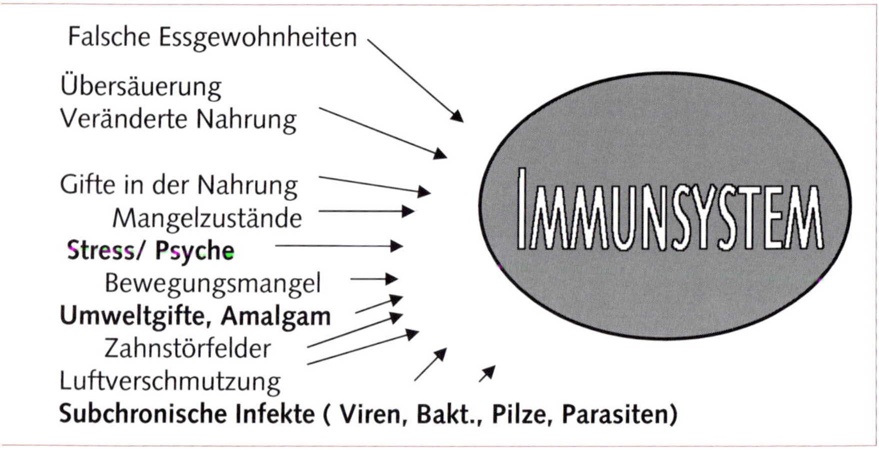

Mehrfachbelastungen - Krankheitsursachen

2. Ganzheitliche Diagnose

Die Diagnoseverfahren der Naturheilkunde sind ganzheitlich ausgerichtet. Ihre angewandten Therapieformen stützen sich auf die umweltmedizinische Ursachenbeseitigung sowie die Aktivierung der Selbstheilungskräfte. Bei chronischen Krankheiten haben sich ganzheitliche Analysen und Therapien bewährt, zumal das Auffinden der Ursachen ein ganz wichtiger Heilungsansatz bei chronisch kranken Menschen ist.

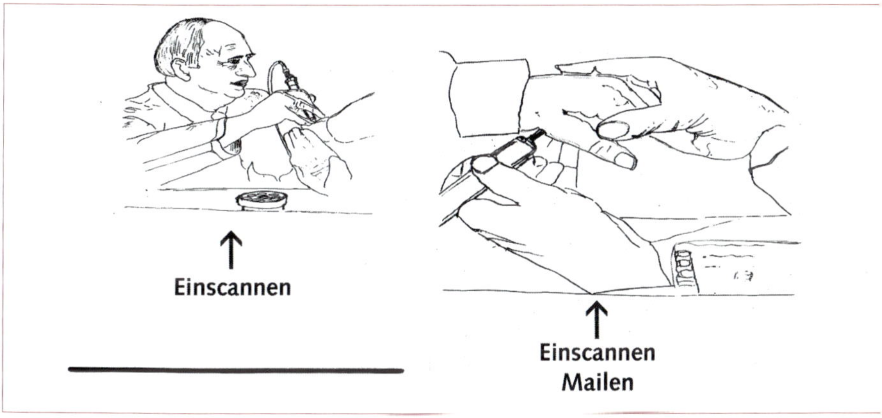

Dr. R. Voll. Messung am Akupunkturpunkt

2.1 EAV-Testung zum genauen Finden der Ursache

Die Elektroakupunktur nach Voll ist ein völlig schmerz- und nebenwirkungsfreies Diagnose- und Therapieverfahren, das in den 50-er Jahren von dem deutschen Arzt Dr. Reinhard Voll (1909-1989) entwickelt wurde. Heute dient die Elektroakupunktur nach Voll (EAV) vor allem zur Diagnose von Krankheitsherden und zur Auswahl von Medikamenten für die Therapie. (Die lokale Punktbehandlung wird unter Punkt 7.1. beschrieben)

Besonders bei einer chronischen Erkrankung ist diese Diagnose empfehlenswert, da sich über die EAV vor allem die Toxine und Umweltgifte, welche die wesentlichen Krankheitsursachen im Körper sind, ermitteln lassen. Neben versteckten Entzündungsherden, z.B. im Zahnbereich, können mit Hilfe der EAV verschiedene Giftdepots im gesamten Körper nachgewiesen werden: giftige Ablagerungen, die etwa durch Dentalmaterialien wie z.B. Amalgam, durch Nahrungsmittelrückstände oder durch Umweltgifte verursacht wurden. Sogar unterschwellige Erkrankungen des Darms, der Leber, der Galle u.a. können mit der EAV schnell und sicher festgestellt werden. Auch psychische Belastungen lassen sich damit erkennen.

EAV- Diagnose und Medikamententest

Beim EAV-Test hält der Patient eine zylindrische Messelektrode in der Hand. Mit dem Messgriffel werden die wichtigsten der 1200 Akupunkturpunkte an Händen und Füßen genau gemessen. Messwerte im Mittelbereich (50-70 Skaleneinheiten) sind normal, zu hohe oder zu niedrige Werte zeigen krankhafte Veränderungen an. Schwankungen (Instabilitäten) bei Messung der Leitfähigkeit innerhalb der Organe (Zeigerabfall) deuten Belastungen an.

Im ersten Teil der Untersuchung werden ca. 70-100 Messpunkte geprüft, um die Störfelder und erkrankten Organe zu lokalisieren.

Resonanztest - Medikamententestung

Im zweiten Teil der Testung wird organbezogen überprüft, welche Störfaktoren auf die Computerfrequenzen (früher Ampullenschwingung) reagieren. (z.B. Coxackievirus am Herznervpunkt oder Streptokokken am Gelenkpunkt). Mehrfachbelastungen, auch an verschiedenen Organen, werden so erfasst.

Vorteilhaft beim EAV-Test ist, dass das zur Behandlung geeignete Medikament – meistens ein homöopathisches oder pflanzliches Mittel – ausgetestet werden kann. Für homöopathische Mittel kann der EAV-Arzt auch die optimale Potenz bzw. das richtige Verdünnungsverhältnis ermitteln. Bei Resonanz auf das richtige Mittel zeigt die Messung am entsprechenden Akupunkturpunkt den Idealwert von 50 Skaleneinheiten an.

Die Akupunkturpunkte – Diagnostische Akupunktur

Die EAV lehnt sich an die Erkenntnisse und Wirkungsweisen der chinesischen Akupunktur und Bioenergetik an. In Kombination mit Methoden der Schulmedizin und Naturheilkunde wurde sie zur Diagnostischen Akupunktur weiter entwickelt.

Alle Funktionskreise, Organe oder Organabschnitte unseres Körpers sind durch einen oder mehrere Akupunkturpunkte auf der Hautoberfläche vertreten. Bei der Messung mit EAV zeigen diese Punkte eine höhere Leitfähigkeit als die unmittelbar benachbarten Hautstellen an. Liegt nun irgendeine Störung in unserem Organismus vor, so ist der Energiefluss behindert und die Leitfähigkeit an den Akupunkturpunkten verändert sich. Mit Hilfe der EAV kann der ganzheitlich orientierte Arzt ein umfassendes Bild vom Energiehaushalt des Patienten erstellen und von allen Organen den individuellen Leitwert ermitteln.

Der Strom, der bei der Messung mit der EAV benutzt wird, liegt im niedrigen Bereich und wird von den meisten Patienten nicht wahrgenommen. Die Gefahr einer Überdosierung der Stromspannung besteht nicht. Der lokale Druck des Messgriffels wird auch von Babys gut vertragen. Nadeln kommen bei der Behandlung mit EAV nicht vor. Sie können ganz beruhigt sein, denn die EAV stellt eine besonders vielseitige Alternative zu den konventionellen Untersuchungs- und Behandlungsmethoden dar und ist als besonders schonende Diagnosemethode auch für Kinder geeignet.

Punktmessung - Was stört wo?

Durch den Messgriffel wird jeweils eine kleine Spannung an die Akupunkturpunkte der Hand angelegt (0,9 Volt - im Vergleich zur Taschenlampe mit 1,5 Volt). Dieser Strom wird vom Körper weitergeleitet, wenn die Organe gesund sind, wodurch am Messinstrument ein konstanter Wert angezeigt wird. Bei einem gestörten Organ jedoch funktioniert die Weiterleitung solcher Reize nicht. Diese Störung wird am Messgerät, wohin der Strom über den Messgriffel und die Gegenelektrode fließt, ablesbar: Die Skala des Messgeräts zeigt den Störungsgrad nach dem jeweiligen Abfall des Zeigers ganz genau an. (z.B. Höchstwert am Darm-Messpunkt 94 mit Abfall um 20 Punkte auf 74 bei starker Belastung).

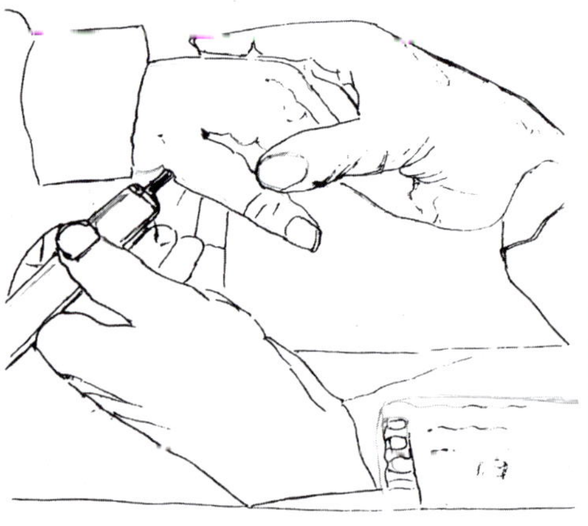

EAV- Testung

Studien und wissenschaftliche Veröffentlichungen zur EAV
Die Grundlagen der EAV sowie das ganzheitsmedizinische Zusammenwirken von Diagnostik und Therapie sind überprüft und bestätigt worden. In Kapitel 8 oder auch über unsere Internet-bibliothek **www.naturmednet.de** finden Sie eine Zusammenstellung der zahlreichen Studien.

Zur **Elektroakupunktur nach Voll** liegen bereits über 40 Veröffentlichungen und Dissertationen von neun Universitäten vor, in denen die diagnostischen Möglichkeiten der EAV bestätigt werden konnten. Das Argument der fehlenden wissenschaftlichen Beweise kann also nicht mehr vertreten werden (vergleiche ZÄN 1/97). Unsere eigenen Studien verdeutlichen dies ebenfalls.

2.2. Quantec-Analyse der Krankheitsursachen
Echte Heilung kann nur dann stattfinden, wenn das zugrundeliegende Problem erkannt wird und die Therapie genau dort ansetzt. So sind Allergien z.B. keine Erkrankung der Haut, sondern eine Störung des Immunsystems, die auf der Haut sichtbar wird. Im Weiteren sind Störungen des Immunsystems nicht nur „angeborene oder unklare Erkrankungen des Regulationssystems, sondern haben verschiedene Ursachen, die z.B. ernährungs- oder stressbedingt sein können oder sich auf psychische Faktoren und verschiedene andere Störfelder zurückführen lassen.

Das Messsystem Quantec ist ein Verfahren der modernsten Quantenphysik, womit das Biofeld eines Organismus als Ganzes erfasst werden kann. Krankheiten und Befindlichkeitsstörungen drücken sich in einem disharmonischen Biofeld aus. Schwachstellen können über die Quantec-Messung erkannt und ausgeglichen werden.

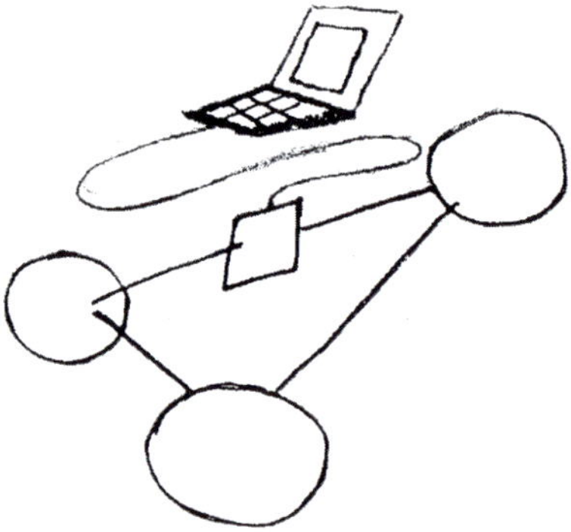

Quantec Messplatz

Die Untersuchung mit Quantec

Das Analyseverfahren mittels Quantec sucht zuerst die Ursachen der Krankheit und arbeitet im zweiten Schritt eine gezielte (kausale) Therapie aus. Viele Therapeuten konnten beobachten, dass ihre Patienten während des Behandlungsprozesses und mit Hilfe der begleitenden Gespräche ihre Krankheitsursachen erkennen konnten:

Im Laufe meiner Praxis habe ich erfahren, dass der Grund, weswegen meine Patienten zu mir in die Praxis kommen, in der Regel nicht auch der Grund für ihre Erkrankung ist. Ich bin zu dem Schluss gekommen, dass die Krankheit und die mit ihr verbundenen Symptome nur das Ende einer oft langen Kette sind Deswegen macht es auch wenig Sinn, ausschließlich das Ende dieser Kette zu behandeln.

Die Untersuchung mit Quantec zielt darauf ab, die Selbstheilungskräfte des Organismus zu reaktivieren. Eine Verbesserung sowie langfristige Heilung lässt sich erreichen, indem das gestörte Biofeld in sein normales Gleichgewicht zurückgeführt wird. Über Quantec werden dem gestörten Biofeld fehlende Informationen zugeführt – so lange, bis das Gleichgewicht des Biofeldes wieder hergestellt ist.

3. Gesundheitsvorsorge

Eine ausgewogene Ernährung, ausreichende Bewegung, genügend Schlaf sowie Vorsorgeuntersuchungen u.v.a.m. zählen zu den gezielten Vorsorgemaßnahmen, die Gesundheit dauerhaft erhalten. Wenn Gefahren rechtzeitig erkannt werden, lassen sich auch die Heilungschancen deutlich verbessern.

Wird z.B. ein Tumor früh genug entdeckt, dann kann er in 90% der Fälle geheilt werden. Nicht nur bei Tumorerkrankungen, sondern auch bei vielen anderen Krankheiten wie z.B. Diabetes, oder Herz- und Kreislauferkrankungen, ist Gesundheitsvorsorge von lebenswichtiger Bedeutung. Viele Patienten lernen erst nach einer Krankheit und zum Teil sehr schmerzhaften Beschwerden, vorsichtiger mit sich selbst umzugehen. Zum neuen Gesundheitsbewusstsein gehört dann auch eine regelmäßige Kontrolluntersuchung, die sich zusätzlich auch über die Naturheilkunde durchführen lässt: Durch wiederholte EAV-Tests kann einer Krankheit vorgebeugt werden. Das Gesundheitsbewusstsein lässt sich durch ein regelmäßiges Autonomietraining immer wieder aktivieren (mehr zu den Vorteilen der EAV-Tests im Kapitel 2.1.).

3.1 Gesundheitscheck und Autonomietraining

Jeder Mensch ist für sich selbst verantwortlich und kann aktiv zur Erhaltung sowie Stärkung seiner Gesundheit beitragen, indem er seine positiven Selbstheilungskräfte mit einbezieht. Die autonomische Selbstregulation kann nur der Patient selbst übernehmen, Arzt und Gesundheitsberater können ihn dabei begleiten. Die Krankheitsursachen lassen sich über die Elektroakupunktur nach Voll (EAV) klären, so dass der Patient mehr über die Wechselwirkungen der Risikofaktoren erfährt, um dann auch selbstverantwortlich die genannten Ursachen zu vermeiden. Dies bleibt Aufgabe während der nächsten drei Monate. Beim anschließenden EAV-Test-Termin zeigt sich dann, ob die übernommene Selbstverantwortung greift bzw. ob der Patient die Ratschläge und Anregungen für eine gesunde Lebensweise auch verinnerlicht hat.

Zusätzlich werden sogenannte „Übungen zur Mitte" angeboten: Bewegungsskulpturen, Achtsamkeitsmeditation, Affirmations- und Atemtherapie. Für unsere Patienten haben wir außerdem einen Kurz-Fragebogen zur Selbstregulation und zum Autonomietraining (in verkürzter Fassung) zusammengestellt. Hiermit können sie sich in regelmäßigen Abständen über ihr aktuelles Befinden rückversichern.

3.2. Fragebögen

A. Der Kurz-Fragebogen zur Selbstregulation und zum Autonomietraining

Dieser Fragebogen mit nur 16 Fragen ist eine verkürzte Fassung des Tests zur Selbstregulation nach Prof. Dr. Ronald Grossarth-Maticek. Es geht dabei um Ihre Fähigkeiten zur Selbstregulation und um die Folgen einer geglückten Selbstregulation, welche sich über die Gesamtauswertung der Punkte ermitteln lassen. Außerdem werden Ihre psychischen Belastungen, Verhaltensmuster in bestimmten Situationen und Ihr individueller Umgang mit Stress u.v.a.m. abgefragt.

Regelmäßige Wiederholungen der verschiedenen Fragebögen (50, 100, 200 Fragen) werden zur Steigerung des Lerneffekts empfohlen. Hierdurch können Sie auch die Veränderungen innerhalb Ihres Körpers überprüfen und sich laufend über Ihren aktuellen Gesundheitszustand rückversichern.

Zum Fragebogen-Katalog:
Zu vorgegebenen Situationen wird nach Ihrer Selbsteinschätzung gefragt: Wie verhalten Sie sich in bestimmten Situationen? Können Sie Ihr Verhalten steuern oder angemessen ändern? Von sechs verschiedenen Antworten können Sie jeweils nur eine ankreuzen:

- ☐ 1 sehr schwach
- ☐ 2 schwach
- ☐ 3 mittelmäßig bis schwach
- ☐ 3 mittelmäßig bis stark
- ☐ 5 stark
- ☐ 6 sehr stark

Jede Antwort ergibt eine bestimmte Punkteanzahl, die zum Schluss mit den anderen Punktwerten addiert wird.

A1) Durch mein Verhalten erreiche ich regelmäßig Zustände und Situationen, die mich positiv anregen und für das Leben motivieren. Frage: Wie stark ist diese Fähigkeit bei Ihnen ausgeprägt?

Punkte:

- ☐ 1 sehr schwach
- ☐ 2 schwach
- ☐ 3 mittelmäßig bis schwach
- ☐ 4 mittelmäßig bis stark
- ☐ 5 stark
- ☐ 6 sehr stark

A 2) Mir gelingt es, meine emotionalen Wünsche zu verwirklichen und meine bedeutendsten Bedürfnisse zu befriedigen.
Wie stark ist diese Fähigkeit bei Ihnen ausgeprägt?

Punkte:

- ☐ 1 sehr schwach
- ☐ 2 schwach
- ☐ 3 mittelmäßig bis schwach
- ☐ 4 mittelmäßig bis stark
- ☐ 5 stark
- ☐ 6 sehr stark

A 3) Wenn ich mich mal nicht wohl fühle, gelingt es mir durch mein Verhalten, positive Situationen und Zustände für mich zu kreieren, die mein Wohlbefinden wieder herstellen. Wie stark ist diese Fähigkeit bei Ihnen ausgeprägt?

Punkte:

☐ 1 sehr schwach ☐ 2 schwach
☐ 3 mittelmäßig bis schwach ☐ 4 mittelmäßig bis stark
☐ 5 stark ☐ 6 sehr stark

A 4) Wenn mir eine Situation, eine Gruppe von Menschen oder eine Person nicht gut tut, ändere ich solange meine Handlungsweisen, bis sich der Zustand zu meiner Zufriedenheit verändert hat. Wie stark ist dieses Verhalten bei Ihnen ausgeprägt?

Punkte:

☐ 1 sehr schwach ☐ 2 schwach
☐ 3 mittelmäßig bis schwach ☐ 4 mittelmäßig bis stark
☐ 5 stark ☐ 6 sehr stark

A 5) Ich stimme meine Verhaltensweisen in meinen unterschiedlichen Lebensbereichen derart ab, dass sie bei mir zu einem anhaltenden Wohlbefinden führen (Ernährung, Arbeit, Bewegung, Partnerschaft usw.). Wie stark ist dieses Verhalten bei Ihnen ausgeprägt?

Punkte:

☐ 1 sehr schwach ☐ 2 schwach
☐ 3 mittelmäßig bis schwach ☐ 4 mittelmäßig bis stark
☐ 5 stark ☐ 6 sehr stark

A 6) Wenn ich mich in einer Situation bedroht fühle, verhalte ich mich letztlich so, dass ich aus dieser wieder heil herauskomme. Wie stark ist dieses Verhalten bei Ihnen ausgeprägt?

Punkte:

☐ 1 sehr schwach
☐ 2 schwach
☐ 3 mittelmäßig bis schwach
☐ 4 mittelmäßig bis stark
☐ 5 stark
☐ 6 sehr stark

A 7) Durch mein Verhalten erreiche ich immer wieder meine wichtigsten Ziele. Wie stark ist diese Fähigkeit bei Ihnen ausgeprägt?

Punkte:

☐ 1 sehr schwach
☐ 2 schwach
☐ 3 mittelmäßig bis schwach
☐ 4 mittelmäßig bis stark
☐ 5 stark
☐ 6 sehr stark

A 8) Durch mein Verhalten erreiche ich immer wieder Situationen und Zustände, die meine ganz persönlichen Wünsche und Bedürfnisse optimal anregen und zufrieden stellen. Frage: Wie stark ist diese Fähigkeit bei Ihnen ausgeprägt?

Punkte:

☐ 1 sehr schwach
☐ 2 schwach
☐ 3 mittelmäßig bis schwach
☐ 4 mittelmäßig bis stark
☐ 5 stark
☐ 6 sehr stark

A 9) Wenn mein Verhalten zu einem Misserfolg führt, ist dies nie ein Grund zur Resignation, sondern Anlass zur Verhaltensänderung. Wie stark richten Sie Ihr Verhalten darauf aus?

Punkte:

- ☐ 1 sehr schwach
- ☐ 2 schwach
- ☐ 3 mittelmäßig bis schwach
- ☐ 4 mittelmäßig bis stark
- ☐ 5 stark
- ☐ 6 sehr stark

A 10) Ich bin immer wieder bemüht, neue Gesichtspunkte und Verhaltensweisen zu finden, die eine überraschende und angenehme Problemlösung ermöglichen. Frage: Wie stark ist dieses Verhalten bei Ihnen ausgeprägt?

Punkte:

- ☐ 1 sehr schwach
- ☐ 2 schwach
- ☐ 3 mittelmäßig bis schwach
- ☐ 4 mittelmäßig bis stark
- ☐ 5 stark
- ☐ 6 sehr stark

A 11) Ich bin in der Lage, meine Handlungen den eingetretenen Folgen entsprechend zu verändern: Ich kann Verhalten abbauen, das auf Dauer unangenehme Folgen hat und solches aufbauen, das langfristig angenehme Folgen zeigt. Frage: Wie stark ist dieses Verhalten bei Ihnen ausgeprägt?

Punkte:

- ☐ 1 sehr schwach
- ☐ 2 schwach
- ☐ 3 mittelmäßig bis schwach
- ☐ 4 mittelmäßig bis stark
- ☐ 5 stark
- ☐ 6 sehr stark

A 12) Wenn mein Verhalten nicht zum erwünschten Erfolg führt, bin ich in der Lage, neue Verhaltensweisen auszuprobieren. Frage: Wie stark ist diese Fähigkeit bei Ihnen ausgeprägt?

Punkte:
☐ 1 sehr schwach ☐ 2 schwach
☐ 3 mittelmäßig bis schwach ☐ 4 mittelmäßig bis stark
☐ 5 stark ☐ 6 sehr stark

A 13) Mein Verhalten stellt zu wichtigen Bezugspersonen sowohl gewünschte Nähe als auch den notwendigen Abstand her. Wie stark ist diese Fähigkeit bei Ihnen ausgeprägt?

Punkte:
☐ 1 sehr schwach ☐ 2 schwach
☐ 3 mittelmäßig bis schwach ☐ 4 mittelmäßig bis stark
☐ 5 stark ☐ 6 sehr stark

A 14) Meine täglichen Handlungen lösen immer wieder aufs Neue innere Zufriedenheit aus. Frage: Wie stark ist dieses Verhalten bei Ihnen ausgeprägt?

Punkte:
☐ 1 sehr schwach ☐ 2 schwach
☐ 3 mittelmäßig bis schwach ☐ 4 mittelmäßig bis stark
☐ 5 stark ☐ 6 sehr stark

A 15) Meine alltäglichen Handlungen stellen mein seelisches und körperliches Wohlbefinden her. Frage: Wie stark trifft diese Aussage auf Sie zu?

Punkte:

☐ 1 sehr schwach ☐ 2 schwach
☐ 3 mittelmäßig bis schwach ☐ 4 mittelmäßig bis stark
☐ 5 stark ☐ 6 sehr stark

A 16) Mein Verhalten ruft bei mir immer wieder lustvolle Erlebnisse hervor. Frage: Wie stark trifft diese Aussage auf Sie zu?

Punkte:

☐ 1 sehr schwach ☐ 2 schwach
☐ 3 mittelmäßig bis schwach ☐ 4 mittelmäßig bis stark
☐ 5 stark ☐ 6 sehr stark

Es empfiehlt sich die regelmäßige Wiederholung des Kurz-Fragebogens zur Steigerung des Lerneffekts. Hiermit können Sie selbst die Veränderungen innerhalb Ihres Körpers überprüfen und sich laufend über Ihren aktuellen Gesundheitszustand rückversichern. (Ausführlichere Fragebögen mit 50, 100 und 200 Fragen sind auf Anfrage erhältlich).

Der große EAV-Test-Fragebogen

Dieser Einführungsfragebogen enthält differenzierte Fragen zu Vorbelastungen und ist grundlegend für das erste Therapiegespräch. Der EAV-Arzt bekommt durch die Antworten erste Anhaltspunkte über mögliche Krankheitsursachen. Unsere anonymisierten Fallauswertungen werden dadurch erleichtert.

Zum **Fragebogen:** Bitte jeweils möglichst nur ein Kästchen ankreuzen:

☐ 1 stark ☐ 2 ziemlich ☐ 3 ewtas ☐ 4 nein

oder

☐ ja ☐ nein

Beim EAV-Test gibt es keine Punkteauswertung.

1) Mundsymptome

Zahnfleischbluten:

☐ 1 stark ☐ 2 ziemlich ☐ 3 ewtas ☐ 4 nein

Zähneknirschen:

☐ 1 stark ☐ 2 ziemlich ☐ 3 ewtas ☐ 4 nein

Zungenbrennen:

☐ 1 stark ☐ 2 ziemlich ☐ 3 ewtas ☐ 4 nein

Mundtrockenheit:

☐ 1 stark ☐ 2 ziemlich ☐ 3 ewtas ☐ 4 nein

Metallischer Geschmack im Mund:

☐ 1 stark ☐ 2 ziemlich ☐ 3 ewtas ☐ 4 nein

2) Allergien:

Kontaktekzem :☐ ja ☐ nein

Schmuckunverträglichkeit.:

☐ 1 stark ☐ 2 ziemlich ☐ 3 ewtas ☐ 4 nein

Waschmittelunverträglichkeit.:

☐ 1 stark ☐ 2 ziemlich ☐ 3 ewtas ☐ 4 nein

Allergie auf Kosmetika:

☐ 1 stark ☐ 2 ziemlich ☐ 3 ewtas ☐ 4 nein

Sonstige Allergien:

☐ 1 stark ☐ 2 ziemlich ☐ 3 ewtas ☐ 4 nein

Lebensmittelallergie:

☐ 1 stark ☐ 2 ziemlich ☐ 3 ewtas ☐ 4 nein

Ekzeme (Neurodermitis):

☐ 1 stark ☐ 2 ziemlich ☐ 3 ewtas ☐ 4 nein

Hautausschlag:

☐ 1 stark ☐ 2 ziemlich ☐ 3 ewtas ☐ 4 nein

Heuschnupfen:

☐ 1 stark ☐ 2 ziemlich ☐ 3 ewtas ☐ 4 nein

3) Asthma / chron. Bronchitis:

☐ 1 stark ☐ 2 ziemlich ☐ 3 ewtas ☐ 4 nein

Allergietestungen im Blut / positiv: ☐ ja ☐ nein

Allergietestungen der Haut / positiv: ☐ ja ☐ nein

4) Chronische oder häufige Infekte / entzündliche Reizungen

der Nase:

☐ 1 stark ☐ 2 ziemlich ☐ 3 ewtas ☐ 4 nein

Nasennebenhöhle:

☐ 1 stark ☐ 2 ziemlich ☐ 3 ewtas ☐ 4 nein

der Rachenregion:

☐ 1 stark ☐ 2 ziemlich ☐ 3 ewtas ☐ 4 nein

Fieber bei Infekten:

☐ 1 stark ☐ 2 ziemlich ☐ 3 ewtas ☐ 4 nein

Herpes simplex:

☐ 1 stark ☐ 2 ziemlich ☐ 3 ewtas ☐ 4 nein

Sodbrennen:

☐ 1 stark ☐ 2 ziemlich ☐ 3 ewtas ☐ 4 nein

5) Chronische Kopfschmerzen:

☐ 1 stark ☐ 2 ziemlich ☐ 3 ewtas ☐ 4 nein

Migräne:

☐ 1 stark ☐ 2 ziemlich ☐ 3 ewtas ☐ 4 nein

Ort der Schmerzen : links /rechts, beidseitig, Hinterkopf, Stirn

mit Übelkeit: ☐ ja ☐ nein ?

mit Lichtscheu: ☐ ja ☐ nein

6) Antriebsschwäche:

☐ 1 stark ☐ 2 ziemlich ☐ 3 ewtas ☐ 4 nein

Müdigkeit:

☐ 1 stark ☐ 2 ziemlich ☐ 3 ewtas ☐ 4 nein

Konzentrationsstörung:

☐ 1 stark ☐ 2 ziemlich ☐ 3 ewtas ☐ 4 nein

Depressive Verstimmungen:

☐ 1 stark ☐ 2 ziemlich ☐ 3 ewtas ☐ 4 nein

Starke Nervosität:

☐ 1 stark ☐ 2 ziemlich ☐ 3 ewtas ☐ 4 nein

Ängste:

☐ 1 stark ☐ 2 ziemlich ☐ 3 ewtas ☐ 4 nein

Schlaflosigkeit:

☐ 1 stark ☐ 2 ziemlich ☐ 3 ewtas ☐ 4 nein

Einschlafstörung:
☐ 1 stark ☐ 2 ziemlich ☐ 3 ewtas ☐ 4 nein
Durchschlafstörung
☐ 1 stark ☐ 2 ziemlich ☐ 3 ewtas ☐ 4 nein
Zittern:
☐ 1 stark ☐ 2 ziemlich ☐ 3 ewtas ☐ 4 nein
Sehstörungen:
☐ 1 stark ☐ 2 ziemlich ☐ 3 ewtas ☐ 4 nein
Ohrensausen, Tinitus:
☐ 1 stark ☐ 2 ziemlich ☐ 3 ewtas ☐ 4 nein
Ohrengeräusche: ☐ links / rechts ☐ seit:....

7) Herz-/Kreislaufschwäche
☐ 1 stark ☐ 2 ziemlich ☐ 3 ewtas ☐ 4 nein
unregelm.Herzschlag:
☐ 1 stark ☐ 2 ziemlich ☐ 3 ewtas ☐ 4 nein
Herzrasen:
☐ 1 stark ☐ 2 ziemlich ☐ 3 ewtas ☐ 4 nein
übermäßiges Schwitzen:
☐ 1 stark ☐ 2 ziemlich ☐ 3 ewtas ☐ 4 nein
Schwindel:
☐ 1 stark ☐ 2 ziemlich ☐ 3 ewtas ☐ 4 nein
Tiefer Blutdruck:
☐ 1 stark ☐ 2 ziemlich ☐ 3 ewtas ☐ 4 nein
Hoher Blutdruck:
☐ 1 stark ☐ 2 ziemlich ☐ 3 ewtas ☐ 4 nein

8) Rückenschmerzen
☐ 1 stark ☐ 2 ziemlich ☐ 3 ewtas ☐ 4 nein
Halswirbelsäule:
☐ 1 stark ☐ 2 ziemlich ☐ 3 ewtas ☐ 4 nein

Brustwirbelsäule:

☐ 1 stark ☐ 2 ziemlich ☐ 3 ewtas ☐ 4 nein

Lendenwirbelsäule:

☐ 1 stark ☐ 2 ziemlich ☐ 3 ewtas ☐ 4 nein

Rheuma:

☐ 1 stark ☐ 2 ziemlich ☐ 3 ewtas ☐ 4 nein

Gelenkbeschwerden:

☐ 1 stark ☐ 2 ziemlich ☐ 3 ewtas ☐ 4 nein

9) Inkontinenz, Harnträufeln, Bettnässen

☐ 1 stark ☐ 2 ziemlich ☐ 3 ewtas ☐ 4 nein

verm. Harndrang:

☐ 1 stark ☐ 2 ziemlich ☐ 3 ewtas ☐ 4 nein

nächtliches Wasserlassen:

☐ 1 stark ☐ 2 ziemlich ☐ 3 ewtas ☐ 4 nein

geschwollene Beine am Abend:

☐ 1 stark ☐ 2 ziemlich ☐ 3 ewtas ☐ 4 nein

Haarausfall

☐ 1 stark ☐ 2 ziemlich ☐ 3 ewtas ☐ 4 nein

10) Verdauungsstörungen

Verstopfung:

☐ 1 stark ☐ 2 ziemlich ☐ 3 ewtas ☐ 4 nein

Blähungen:

☐ 1 stark ☐ 2 ziemlich ☐ 3 ewtas ☐ 4 nein

Durchfallneigung:

☐ 1 stark ☐ 2 ziemlich ☐ 3 ewtas ☐ 4 nein

Stuhlgang: ☐ täglich ☐ täglich mehrfach

☐ alle 2 Tage ☐ 3 oder mehr

Akne

☐ 1 stark ☐ 2 ziemlich ☐ 3 ewtas ☐ 4 nein

11) Augenentzündung:

☐ 1 stark ☐ 2 ziemlich ☐ 3 ewtas ☐ 4 nein

Trockenes Auge:

☐ 1 stark ☐ 2 ziemlich ☐ 3 ewtas ☐ 4 nein

12) Sonstige Erkrankungen oder andere Beschwerden?

....

Krampfadern: ☐ ja ☐ nein

Diabetes: ☐ ja ☐ nein

Schilddrüsenerkrankungen: ☐ ja ☐ nein

Bauchspeicheldrüsenerkrankung: ☐ ja ☐ nein

Auffälligkeiten der Laborbefunde: ☐ ja ☐ nein

....

....

13) Zyklus bei Frauen

regelmäßiger Zyklus: ☐ ja ☐ nein

Schmerzen vor der Menstruation: ☐ ja ☐ nein

Schmerzen während der Menstruation: ☐ ja ☐ nein

14) Turmorerkrankung

Tumorerkrankung: ☐ ja ☐ nein

Welches Organ? ....

Hatten Sie eine Tumoroperation? ☐ ja ☐ nein

Chemotherapie-Behandlung: ☐ ja ☐ nein

Tumor-Bestrahlungen: ☐ ja ☐ nein

Anti-/ Hormontherapie: ☐ ja ☐ nein

Hatten Sie danach einen Rückfall? ☐ ja ☐ nein

15) Vorerkrankungen und Operationen

....

....

....

16) Kinderkrankheiten:	☐ ja	☐ nein
Windpocken:	☐ ja	☐ nein
Masern:	☐ ja	☐ nein
Röteln:	☐ ja	☐ nein
Mumps:	☐ ja	☐ nein
Keuchhusten:	☐ ja	☐ nein
sonstige Kinderkrankheiten:	☐ ja	☐ nein

17) Pilzinfektionen	☐ ja	☐ nein
Darminfektionen:	☐ ja	☐ nein
Scheideninfektionen:	☐ ja	☐ nein
Nagelpilz:	☐ ja	☐ nein
Häufige Einnahme von Antibiotika:	☐ ja	☐ nein

18) Schwere Infekte:	☐ ja	☐ nein
Gelbsucht:	☐ ja	☐ nein
Grippen:	☐ ja	☐ nein
Tuberkulose	☐ ja	☐ nein
Darminfekte:	☐ ja	☐ nein
Pfeiffersches Drüsenfieber:	☐ ja	☐ nein
sonstige Infekte:	☐ ja	☐ nein

19) Impfungen:

Schlecht vertragene Impfungen:	☐ ja	☐ nein
Auslandsaufenthalte (Fernreisen):	☐ ja	☐ nein
Tuberkulose:	☐ ja	☐ nein

20) Berufliche Belastungen

Chemische Belastungen, aktuell:

☐ 1 stark ☐ 2 ziemlich ☐ 3 ewtas ☐ 4 nein

Chemische Belastungen von früher:

☐ 1 stark ☐ 2 ziemlich ☐ 3 ewtas ☐ 4 nein

Schwermetalle u.a.:

☐ 1 stark ☐ 2 ziemlich ☐ 3 ewtas ☐ 4 nein

Verkehrsbelastung bei der Arbeit:

☐ 1 stark ☐ 2 ziemlich ☐ 3 ewtas ☐ 4 nein

Sonstige Belastungen: ....

21) Wohnraumbelastungen

	Jetzige Wohnung:		Frühere Wohnungen	
Holzvertäfelungen:	☐ ja	☐ nein	☐ ja	☐ nein
Spanplatten:	☐ ja	☐ nein	☐ ja	☐ nein
Schimmelpilze:	☐ ja	☐ nein	☐ ja	☐ nein
Teppichböden:	☐ ja	☐ nein	☐ ja	☐ nein
Industrieabgase:	☐ ja	☐ nein	☐ ja	☐ nein

22) Umweltbelastungen

Rauchen Sie? ☐ ja ☐ nein

Wie viele Zigaretten rauchen Sie pro Tag? ....

Andere Raucher in der Wohnung: ☐ ja ☐ nein

am Arbeitsplatz: ☐ ja ☐ nein

23) Haustiere

Haustiere:	☐ ja	☐ nein
Hund:	☐ ja	☐ nein
Katze:	☐ ja	☐ nein
Meerschweinchen:	☐ ja	☐ nein
Fisch:	☐ ja	☐ nein

Hase: ☐ ja ☐ nein
Pferd: ☐ ja ☐ nein
Vogel: ☐ ja ☐ nein
Sonstige Tiere: ....

24) Zahn-, Kiefer- und Wurzelbehandlung

Wie viele Amalgamfüllungen: ....
Ersatz von wie viel Amalgamfüllungen:
Wie viele davon in den letzten 10 Jahren? ....
Bisherige Amalgamausleitung: ☐ ja ☐ nein
... DMPS: ☐ ja ☐ nein
Zink: ☐ ja ☐ nein
Selen: ☐ ja ☐ nein
... Homöopathika: ☐ ja ☐ nein
Sonstige Verbesserungen nach der Amalgamentfernung:
☐ ja ☐ nein
Wenn ja, welche?
Zahnersatzteile aus gold-/silberfarb. Material:
☐ ja ☐ nein
Brücken: ☐ ja ☐ nein
Kronen: ☐ ja ☐ nein
Inlays: ☐ ja ☐ nein
Teilprothesen: ☐ ja ☐ nein
Sonstiger Zahnersatz: ....
Wurzelgefüllte, tote oder auffällige Zähne:
☐ ja ☐ nein
Auffällige Kieferstellen: ☐ ja ☐ nein
Oberkiefer auffällig: ☐ ja ☐ nein
Unterkiefer auffällig: ☐ ja ☐ nein
Allergietests auf Zahnmaterial: ☐ ja ☐ nein
Bluttest: ☐ ja ☐ nein

Hauttest: ☐ ja ☐ nein
DMPS-Test: ☐ ja ☐ nein
LTT, Melisa-Test: ☐ ja ☐ nein

25) Medikamente
Nehmen Sie regelmäßig Medikamente ein? ☐ ja ☐ nein
Wenn ja, welche?

....

....

....

....

....

Frühere langfristige Medikamenteneinnahme?
☐ ja ☐ nein

Wenn ja, welche?

....

....

26) Vitamine und Spurenelemente
Vitamine: ☐ ja ☐ nein
☐ ja ☐ nein

Wenn ja, welche?

....

Spurenelemente: ☐ ja ☐ nein
Wenn ja, welche?

....

....

....

....

Ernährung:

Fast food __ Mischkost __ Vegetarisch__ Rohkost __

Sonstige:

....

....

....

....

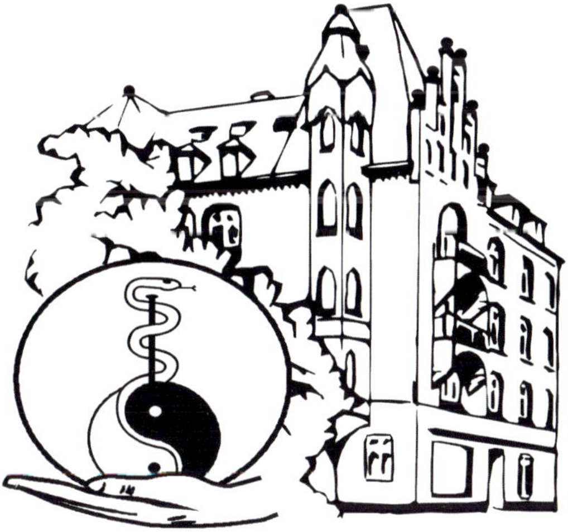

4. Sanfte Therapieformen

Alle Therapieverfahren in der Naturheilkunde sind nicht invasiv, d.h. es gibt hier keine chirurgischen Eingriffe. Deshalb gehören sie zu den sanften Heilverfahren. Eine Heilung durch naturheilkundliche Therapien beruht vielmehr auf der Selbstregulierung des Organismus, die auf sanfte Weise unterschiedlichster Art erreicht wird. Dabei sind die verwendeten Heilmittel unterschiedlich, aber einiges haben die sanften Therapieformen auch gemeinsam: die vorbeugenden, entgiftenden und schmerzlindernden Wirkungen, sowie den regulierenden Hauptansatz.

Die Therapieformen, welche sich zur Behandlung vieler unserer Patienten bewährt haben, werden im Folgenden kurz und verständlich vorgestellt:

4.1. Die Ausleitungstherapie

Bei den Testungen chronisch kranker Patienten zeigen sich sehr häufig Belastungen der Ausleitungsorgane Leber, Niere und Darm. Größte Bedeutung kommen dabei häufig dem Dünn- und Dickdarm zu.

Im Darm spielen sich 60-80 Prozent der Immunreaktionen ab. Wenn der Darm gesund ist, dann ist normalerweise auch das Abwehrsystem in Ordnung. Durch Fehlernährung z.B. durch zuviel Zucker, Übersäuerung, Amalgam, sowie Antibiotika kann die Darmflora, in der etwa 400-500 unterschiedliche Arten von Darmbakterien leben aus dem Gleichgewicht gebracht werden. Ist die Darmflora in ihrer Abwehrfunktion schwer beeinträchtigt, ist das Terrain für Krankheitserreger und vermehrte Pilze vorbereitet. Durch die wachsende Belastung durch Umweltgifte, Stress, Antibaby-Pillen, Korticoiden

(Kordison) und Hormone wird das Immunsystem weiterhin geschwächt.

Immunsystemstörung: Allergie

Zu einer drastischen Vermehrung von Allergien haben Amalgam und industriell verarbeitete Nahrungsmittel, die eine Fülle von unbekannten Zusatzstoffen enthalten, geführt. Heute reagieren immer mehr Menschen auf immer mehr Substanzen allergisch, besonders auch auf Hefe- und Schimmelpilze aller Art.

Durch eine Umstellung auf die richtige Ernährung wird der Körper auf natürliche Weise entgiftet. Dieser Entgiftungsprozess lässt sich zusätzlich durch die Einnahme von Nahrungsergänzungsmitteln unterstützen. Der tägliche Bedarf an Vitaminen, Mineralien, Algen und Aminosäuren schwankt dabei individuell je nach Gesundheitszustand, Alter, Geschlecht und Körpergewicht. Nahrungsergänzungsmittel führen dem Körper einerseits mehr Substanzen zu, die Quecksilber binden und es chemisch unwirksam machen, andererseits produzieren sie mehr Bausteine zur weiteren Bildung von Substanzen, die die Zellen vor Quecksilber schützen und Schäden beseitigen. Mangelzustände an Spurenelementen, Mineralien und Vitaminen sind bei chronisch Kranken sehr häufig.

Immunsystemschwäche: Pilzinfektion

Bei den Pilzinfektionen, die erheblich zugenommen haben, handelt es sich um die Hefepilze der Gruppe Candida albicans: Sie können sich unter Umständen sehr rasch vermehren und sich dabei zu einem fäderigen Pilzgeflecht (Pilzmyzel) entwickeln, das in die Schleimhäute hinein wachsen und auch innere Organe belasten kann. Die Giftstoffe (Toxine), die das Pilzgeflecht abgibt, schwächen das Immunsystem noch weiter: So können verschiedene akute sowie chronische Krankheiten Fuß fassen, wobei der Pilzbefall als die Krankheitsursache übersehen wird. Bei EAV-Testungen finden sich auch häufig die Pilze Aspergillus niger und Mucor racemosus.

Eine Pilzinfektion besonderer Art: Candida-Pilz

Bei einigen Menschen können Candida-Hefen eine Allergie auslösen, die sich sehr unterschiedlich äußert: zum Beispiel als Neurodermitis, Darmbeschwerden, Asthma, Depressionen, chronische Müdigkeit, Trockenes Auge, Hyperaktivität oder andere Erkrankungen.

EAV- Diagnosen bei Allergie und Pilzen

Allergien und Pilze lassen sich durch die diagnostische Methode Elektroakupunktur nach Voll sicherer diagnostizieren: Alle Organe, das Zentralnervensystem eingeschlossen, können auf Infektionen differentialdiagnostisch ausgetestet werden. Chronische Belastungen aus Vorerkrankungen sowie Umweltbelastungen u.v.a.m. lassen sich ebenso mit der EAV sicher erfassen: Durch einen EAV-Test wird ersichtlich, wie sich die verschiedenen Belastungen jeweils auf die einzelnen Organe auswirken. Darüber hinaus ist durch die EAV in allen Phasen des Therapieverlaufs eine sichere Erfolgskontrolle möglich.

Allergien entstehen multifaktoriell, häufig mit Darmbeteiligung

Mit dem EAV-Gerät lassen sich nicht nur Allergien feststellen, sondern auch die individuell zur Therapie benötigten Medikamente herausfinden. Auf welches homöopathische Medikament bzw. auf welche Nosoden oder Symbiosemittel der Patient am besten anspricht, kann nach der EAV-Diagnose genau ermittelt werden. Antiallergika und Kortison helfen nur kurzfristig, die Krankheitsursachen bleiben. Dauerhafte Heilung gelingt durch die Erkennung der Ursachen für die Immunschwächung wesentlich besser.

Amalgam-Studie

Zu diesem Thema haben wir 1994 eine Studie veröffentlicht, bei der über 320 Personen auf Allergiehäufigkeit und Anzahl der Amalgamfüllungen hin untersucht wurden: Die Allergien waren bei Amalgambelastung häufiger. Die Allergieanamnese steht somit in Korrelation zur Zahl der Amalgamfülllungen. Dieses Untersuchungsergebnis stützen auch die Therapieberichte von Friese, Daunderer und Perger, für die Schwermetallbelastung durch Amalgam die Ursache oder eine Mitursache für Allergien, Akne, chronische Infekte u.v.a.m. ist. Die Therapiemöglichkeiten von Allergien, die in dieser Studie ausführlich dargestellt werden, konnten bei über 2000 Patienten (Marburger Amalgamstudie I mit 420 Patienten, 1996) bestätigt werden. Wesentliche Besserungen sind möglich, wenn die meist gleichzeitig bestehenden chronischen Belastungen beseitigt werden.

Ausleitung der Umweltgifte

Zu den Belastungen durch Umweltgifte gehören Dentallegierungen, wie das Amalgam mit seinem hohen Quecksilberanteil. Bei vielen Personen ließen sich mit dem EAV-Gerät gesundheitliche Schäden bzw. Belastungen, die durch Amalgam verursacht wurden, feststellen. In seltenen Fällen stört auch Palladium, Kupfer, Silber, sehr selten Gold sowie manche Kunststoffe.

Sondermüll im Mund

Amalgamplomben enthalten zu über 50 Prozent hochgiftiges Quecksilber und andere Schwermetalle. Durch die Korrosion der Füllungen, zu der es im Laufe der Jahre kommt, wird nach und nach Quecksilber aus den Plomben durch den Speichel herausgelöst. Quecksilber ist als Dampf im Mund messbar und lagert sich in Leber, Niere, Gehirn sowie an anderen Stellen des Körpers ab. Mit dem EAV-

Gerät können toxische Belastungen wie Quecksilber und andere Schwermetalle aufgespürt werden.

Schwermetalle führen zu chronischen Nasennebenhöhleninfekten und schädigen direkt die Darmflora. So können sich Pilze leichter einnisten und verbreiten. Die Pilze im Körper binden Schwermetalle stärker an sich als die menschliche Zelle: D.h. solange Schwermetalle im Körper sind, werden sich die Pilze wieder verbreiten. Mit der Ausleitung der Umweltgifte, wie auch des Amalgams, wird das Immunsystem gestärkt und dadurch das Pilzwachstum gehemmt.

Pilze im Darmbereich

Wenn Pilze den Darm besiedeln, dann werden dem Körper wichtige Substanzen entzogen: Mineralien, Vitamine (besonders B-Vitamine), Nährstoffe und Sauerstoff. Durch diese Unterversorgung kommt es zu Heißhunger-Attacken. Die Lust auf Süßes, wie zum Beispiel auf Zucker oder andere Süßigkeiten hat aber wiederum die Vermehrung der Hefepilze zur Folge: Da Hefepilze nicht in der Lage sind, aus Kohlendioxyd und Wasser Kohlenhydrate aufzubauen, benötigen sie sozusagen „Fertignahrung“. Sie ernähren sich vor allem von Kohlenhydraten, also Zucker und Stärke. Die vermehrte Aufnahme von Kohlenhydraten, insbesondere Einfachzucker (Haushaltszucker, Traubenzucker, Stärke, Auszugs-Weißmehl), fördert die Vermehrung des Candida-Pilzes. Bei einer kohlenhydratreichen Nahrung kann sich der Pilz sogar alle 20 Minuten verdoppeln.

Vielfältige Erscheinungsbilder der Pilzerkrankungen

Heißhunger-Attacken, Unterzuckerung, Zink- und Eisenmangel, Blähbauch, Durchfall und Verstopfung zählen hauptsächlichen zu den verdächtigen Symptomen, die auf eine Pilzerkrankung deuten.

Hefepilzerkrankungen werden oft nicht erkannt, weil die Symptome sehr unterschiedlich und meist unspezifisch sind. Erst wenn mehrere Symptome zusammen auftreten, ist die Wahrscheinlichkeit gegeben, dass es sich um eine Candida-Infektion des Verdauungstrakts handelt.

Woran erkennt man eine Pilzerkrankung?
Blähbauch, Durchfall und Verstopfung, Entzündungen im After- und Genitalbereich, Zwerchfellhochstand mit Kurzatmigkeit und Herzbeschwerden, Heißhungerattacken, Unterzuckerung, permanenter Zink- und Eisenmangel sowie Alkoholunverträglichkeit sind bei Erwachsenen die Hauptsymptome für eine Pilzerkrankung. Bei Kindern ist sie dagegen an Blähungskoliken, Windeldermatitis und Mundsoor zu erkennen. Weiter können unreine Haut, Pseudoakne, Schuppenflechte, Neurodermitis und Ekzeme, chronische Müdigkeit, Übergewicht, Fettleber sowie erhöhte Leberwerte, Nahrungsmittelunverträglichkeit, Gelenkbeschwerden und Muskelverspannungen, Hyperaktivität, Infektanfälligkeit und chronische Entzündungen der Harnwege auf eine Pilzerkrankung (Myskose) hindeuten. Zu diesen unspezifischen Symptomen zählen außerdem Migräne, Depressionen, Gedächtnis- und Konzentrationsschwierigkeiten, Chemikalienüberempfindlichkeit, sexuelle Unlust, Asthma, Cholesterinerhöhung und Parodontose.

Pilzdiagnose - „Pilze hat doch jeder!"
Oft höre ich von Patienten die Hausarztmeinung „Pilze hat doch jeder, das ist doch normal, da muss man doch nichts machen." Auch bei Gesunden finden sich kleine Mengen an Candida-Pilzen. Bei Messung von über 1000 Keimen pro ccm sind sie allerdings behandlungsbedürftig.

Sanfte Therapieformen

Bei einer konventionellen Pilzdiagnose werden aufwendige und kostspielige Untersuchungsmethoden angewendet, die meistens nur unsichere Resultate bringen. Bei Verdacht wird normalerweise mittels Stuhlproben und Blutuntersuchungen auch im Hautbereich und den Schleimhäuten auf Antikörper gegen Pilze getestet.

Für einen naturheilkundlich orientierten Arzt ist es nicht ausreichend, eine Stuhlprobe von einer einzigen Stelle zu entnehmen. Zum einen halten sich Candidapilze an der Darmwand sehr stark fest und es kann vorkommen, dass sie in der Stuhlprobe nicht zu finden sind, obwohl sie in großer Zahl vorkommen, zum anderen können auf pilzbefallene Segmente völlig pilzfreie Abschnitte folgen. Pilze leben in unregelmäßig verteilten Nestern im Darm.

Pilztherapie und Anti-Pilz-Diät

Bei schädlichem Hefepilzbefall ist eine Anti-Pilz-Diät, die normalerweise vier Wochen dauert, anzuraten. Eine solche parallel zur Pilz-Therapie durchgeführte Diät erhöht den Heilungserfolg: Zuerst müssen die Nester der sogenannten Darmhefepilze, die fest an der Darmwand kleben, ausgeräumt werden. Danach können sie durch faserreiche Nahrung aus ihren Schlupfwinkeln, den Darmzotten, verdrängt werden. Durch die Pilz-Therapie und Anti-Pilz-Diät werden Nischen frei, die durch Symbioselenkung mit nützlichen Darmbakterien besiedelt werden. So wird eine gesunde Darmflora aufgebaut. Mundhygiene ist dabei wichtige Voraussetzung, um eine erneut wiederkehrende Pilzbesiedlung zu verhindern: Kariöse Zähne sanieren und regelmäßig die Zahnbürste wechseln sind zu treffende mundhygienische Vorkehrungen, die den Erfolg einer Pilz-Therapie mit unterstützen.

Weiterhin gilt, das Immunsystem durch den Aufbau einer gesunden Darmflora zu stärken. Dieser Prozess kann durch eine Ernährungsumstellung bzw. durch die richtige Nahrung wesentlich unterstützt werden. So wird der Körper auf natürliche Weise entgiftet. Bei der sanften Ausleitungsmethode ist es ganz wichtig, viel zu trinken: vor allem gereinigtes Wasser, Mineralwasser sowie Kräutertee, um die Pilzgifte auszuschwemmen. Die passende Nosode zur Anregung der Selbstheilung bei Candida wird meist als Monilia albicans D6 drei mal täglich 7 Globuli gegeben, besonders um weitere Belastungen in anderen Organen zu behandeln. Dabei besteht meist langfristig Zinkmangel.

Zusätzliche Anti-Pilz-Diätmaßnahmen

Vorfahrt für faserreiche Kost: täglich Gemüse, roh und gekocht, besonders Knoblauch und Sauerkraut. Von Süßem, inklusive Obstsäften sowie zu viel süßem Obst, wie z.B. Bananen, wird dringend abgeraten, überhaupt von zu viel kohlenhydratreicher Nahrung. Kohlenhydrate sind nur in Verbindung mit Ballaststoffen erlaubt. Zum Frühstück eignet sich das Candi-Müsli aus dem Reformhaus, wenn nicht einzelne Nahrungsmittelunverträglichkeiten dagegen sprechen. Während der vierwöchigen Anti-Pilz-Diät ist Alkoholhaltiges unbedingt zu meiden.

Eine an Vitaminen und Mineralstoffen reiche Ernährung trägt zur Stärkung des Immunsystems bei. Zusätzlich können Vitamin- und Mineralstoffpräparate, die nicht aus Hefe oder Schimmelpilzen gewonnen wurden und auch keine Zusatzstoffe enthalten, den natürlichen Entgiftungsprozess unterstützen.

Hohe Erfolgsquote bei der Pilztherapie

Über eine Studie des ehemaligen Marburger Instituts für Naturheilverfahren, die mit über 2000 Patienten durchgeführt wurde, konnten die Heilungserfolge mit Hilfe einer Pilztherapie ausgewiesen werden: In 95 Prozent der Fälle brachte die Ausleitung von Schwermetallen nach der Entfernung von Amalgam und zusätzlicher kurzzeitiger Nosoden- oder Symbiosetherapie eine Beseitigung der Pilze mit sich.

Es empfiehlt sich, die vierwöchige Pilztherapie mit EAV-Testungen regelmäßig zu kontrollieren. Da die Pilze bei nicht fachgerechter Therapie erneut auftreten können, wird speziell bei Darmdysbiosen dringend von einer Selbstbehandlung ohne umweltmedizinische Begleitung abgeraten.

4.2. Nosodentherapie - die beste Möglichkeit, Selbstheilung zu fördern

Nosoden sind isopathische Mittel und werden aus eben jenen Stoffen hergestellt, die eine Störung oder Krankheit im Organismus hervorrufen. Die sogenannten Krankheitsprodukte und Schadstoffe zählen zu den zwei großen Gruppen der Nosoden.

Nosodengruppe I: Krankheitsprodukte

Hierbei handelt es sich um organische Bestandteile, die sich aus Krankheitsprodukten - beispielsweise Eiterbakterien aus einem Rachenabstrich - gewinnen lassen. Diese Produkte werden in einer Glycerinalkohollösung konserviert, sterilisiert und anschließend nach den Prinzipien der Homöopathie (mehr dazu im Kapitel 4.3.) potenziert. Dieses Verfahren findet auch bei gezüchteten Krankheitskeimen seine Anwendung, zum Beispiel beim Streptococcus haemolyticus, dem Erreger des Scharlach, der auch oft bei Gelenkschmerzen, Nierenbelastungen und Herzerkrankungen eine Rolle spielt.

Nosodengruppe II: Schadstoffe

Nosoden der zweiten Gruppe werden aus den unzähligen Schadstoffen, die uns in Umwelt, Haushalt, Ernährung, Wasser, Medikamenten etc. begegnen, gewonnen und wie homöopathische Mittel zubereitet. Nosoden dieser Gruppe sind in der Homöopathie ebenfalls bekannt.

Der menschliche Organismus hat oft nur noch die Möglichkeit der Ablagerung von Schadstoffen. Es verbleiben die schädlichen Fremdstoffe als sogenannte „tickende Zeitbombe". Bei der Entstehung chronischer Krankheiten spielen sie eine ausschlaggebende Rolle. Darüber hinaus besteht die Gefahr einer direkten Gifteinwirkung, die unmittelbar zu Krankheitssymptomen oder gar zum Tod führen kann. Zu den schädlichen chemischen Stoffen gehören aber nicht nur die Rückstände von Chemikalien und Schwermetallen aus der Umwelt, sondern auch die breite Palette von Stoffen, die der Mensch bewusst in seine täglich verwendeten Produkte, wie z.B. die vielfältigen Lebensmittelzusatzstoffe (Farbstoffe, Konservierungsmittel u.v.a.m.) einbringt. Viele dieser Schadstoffe stehen dem EAV-Arzt als Nosoden zur Verfügung. Die Heilung von Krankheiten mit Hilfe der Nosodentherapie setzt eine genaue Ursachendiagnose voraus.

„Mercurius" das Quecksilber

Mercurius zählt zu den verbreitetsten Umweltgiften. Schon zu Hahnemanns Zeiten führten Ärzte Arzneimittelprüfungen mit dieser Substanz durch: Mehrere Personen nahmen im völlig gesunden Zustand eine niedrige, noch als ungiftig geltende Dosis Mercurius ein und beschrieben dann die auftretenden Symptome. Sich häufende Symptome wurden gemäß den Grundsätzen der homöopathischen Arzneimittelprüfung beschrieben. So entstand im Laufe der Jahre eine perfekte Mikrotoxikologie von Mercurius. Quecksilberanteile in Hautsalben waren damals wegen der guten Desinfektionskraft leider sehr verbreitet (Quacksalber).

Das Arzneimittelbild von Mercurius

Hahnemann gab die beeindruckende Zahl von 1260 verschiedenen körperlichen und seelischen Symptomen bei Quecksilberbelastung an. Diese verteilen sich auf vier Hauptgebiete: Nervensystembelastungen, Störungen der Entgiftungsorgane, Immunsystemschwächungen sowie Allergien. Ausführlicher wird dies in unserem Buch „Chronisch krank durch Amalgam" von U. Hofmann dargestellt (www.naturmednet.de).

Ausschläge mit typischen Lokalsituationen und schlecht heilenden Hautverletzungen sind beim Arzneimittel Petroleum festgehalten. Petroleum verursacht Schwindel ähnlich wie bei der Seekrankheit oder bei Hinterkopfschmerzen, chronischen rheumatischen Schmerz und Magenschmerzen. An psychischen Symptomen kommt Aufbrausen, Nachtragen oder Reizbarkeit hinzu. Die Menschen stehen unter dem Wirkungseinfluss von Petroleum, seitdem Erdöl und seine Derivate zur Grundlage des Wohlstands aller Industrienationen geworden sind und die regelmäßige Dosis Abgas zum Alltag gehört.

Die Serienpackungen (KUF-Reihen) und ihre Anwendung

In der EAV finden Nosoden meist in Form von Globuli oder Ampullen, auch als Trinkampullen ihre Verwendung. Der alte Name KUF-Reihe geht auf die Urheberfirma Kraiss & Fritz zurück. Sie stellte in Zusammenarbeit mit Dr. Voll die ersten EAV-Messgeräte her. Die Serienpackungen (KUF-Reihen) sind Potenzreihen des gleichen Arzneimittels. Meistens reichen die verwendeten Potenzen von D6 bis D200. Einige Arzneimittel können in anderen Potenzierungsreihungen vorliegen. Die Ampullen einer Serienpackung befinden sich einzeln beschriftet in einer kleinen Schachtel und sind speziell für eine EAV-Kur entwickelt. Einige der EAV-Ärzte verzichten allerdings auf die Serienpackung und verschreiben ihren Patienten jeweils die gleiche Potenz eines Arzneimittels für die komplette EAV-Kur, die gewöhnlich 10 Injektionen umfasst. Dieselben Nosoden in Form von Globuli werden oft 3 x täglich für 6-8 Wochen eingenommen und zeigen in dieser oralen Form die von uns ausgetesteten Erfolgsquoten.

Der Patient beginnt mit der im EAV-Medikamententest individuell ausgetesteten Potenz und steigert die Potenzierung dann in der vorgegebenen Reihenfolge. Es kann durchaus sein, dass dabei einzelne Potenzen übersprungen werden. Sinn der Potenzreihen ist es, einem Gewöhnungseffekt an das Medikament vorzubeugen. Die EAV-Forschung versucht ständig, die Reihenfolgen der einzelnen Mittel zu optimieren.

Wie wirken Nosoden?

Die Wirkung von Nosoden ist bereits seit über 150 Jahren bekannt, ihr Heilmechanismus ist aber noch ungeklärt. Man nimmt an, dass Nosoden die Krankheitsinformationen ins Immunsystem einbringen. Dadurch regen sie dieses gezielt zur Bildung von Antikörpern, die sich gegen die Nosoden richten, an. Der Organismus kann gegen einen Krankheitsherd oder gegen eine Ablagerung „mit neuen Kräften" vorgehen und das Problem ausheilen. Zugleich wird der Organismus unempfindlicher gegenüber Allergenen und Toxinen. Dabei stellen die meist hohen homöopathischen Nosoden-Potenzierungen keine besonders großen Ansprüche an das Immunsystem und können auch von einem stark geschwächten Organismus bewältigt werden.

Nosoden als milde Reizmittel stimulieren die körpereigene Abwehrleistung, ohne den Organismus zu schädigen. Eine Nosode vermittelt dem Körper die notwendige Information und veranlasst den Organismus, die spezifische Antikörperproduktion anzuregen und so die Heilung einzuleiten. Voraussetzung für den Erfolg dieser Behandlung ist jedoch, dass der Organismus überhaupt noch in der Lage ist, zu reagieren und Antikörper zu bilden.

Aktivierung des Immunsystems durch Nosoden

- Weiterleitung der feinstofflichen Information an den Organismus
- Wirkung durch die pharmakologisch-stoffliche Substanz

Potenzierung von Nosoden

Durch den Potenzierungsgrad einer Nosode hat der Arzt die Möglichkeit, ihre Reizstärke zu bestimmen: Niedrige Potenzen (D3-D15) haben einen verhältnismäßig hohen stofflichen Anteil, d.h. eine stärkere pharmakologische Wirkung und einen geringeren informativen Anteil. Ihr Wirkungsbereich liegt mehr im Stofflichen. Hohe Potenzen (D16-D200) hingegen wirken ausschließlich auf der Ebene der Information bzw. der elektromagnetischen Schwingung.

Individuelle Nosodentherapie

Welche Form des Vorgehens der EAV-Arzt wählt, hängt hauptsächlich von der zu behandelnden Krankheit ab. Folgende Beispiele können verdeutlichen, warum die individuelle Verordnung für die Nosodentherapie von Nöten ist: So benötigen beispielsweise alle osteomyelitischen Herde im Kiefernbereich (Kieferostitis, Zahnwurzelgranulom) während einer Zahnwurzelbehandlung einen starken Stoß ins Vegetativum, um reagieren zu können. Hier muss die

Potenz der Nosode sehr niedrig, also überwiegend stofflich sein. Genau gegenteilig verhält es sich beim Asthma bronchiale. Hier kann schon bei einem geringen stofflichen Reiz ein Anfall auftreten. Jetzt sind hohe Potenzen von Nöten. Bei einer solchen Krankheit ist es sogar zweckmäßig, vorsichtshalber eine etwas höhere Potenz zu geben, als im EAV-Medikamententest ausgetestet wurde, zum Beispiel D8 oder D10 von Pneumococcinum oder Klebsiella anstelle der ausgetesteten Potenz D6. Besonders aber beim älteren oder geschwächten Patienten ist es ratsam, mit großer Vorsicht zu verfahren und solange höhere Potenzen zu verabreichen, bis sich die Reaktionsfähigkeit des Patienten erwiesen hat.

Die Wirkung der Hochpotenzen ist nicht nur subtiler und feinstofflicher, sondern auch tiefgreifender und nachhaltiger. Vor dem Hintergrund der Wirkdauer werden in der EAV-Kur zweimal wöchentlich die ersten sechs Injektionen mit niedrigen Potenzen der KUF-Reihen gegeben, die verbleibenden Injektionen mit höheren Potenzen hingegen nur einmal wöchentlich. Diese Erfahrungswerte scheinen auch mit denen der Homöopathen überein zu stimmen, die Hochpotenzen ebenfalls seltener verabreichen

In der EAV-Entgiftungskur werden Nosoden meist als Globuli verabreicht. In leichteren Fällen sowie bei Kindern und schwächeren Personen ist diese Form der Verabreichung zuerst getestet worden. In schwereren Fällen ist der Heilerfolg allerdings gewöhnlich bei der oralen Gabe von Trinkampullen oder Injektion etwas größer. (z.B. Herpes simplex oder Streptokokken).

4.3. Homöopathie; Homöopathische Organpräparate

Am bekanntesten unter den Organpräparaten ist die Thymusdrüse, die sowohl als Extrakt oder in homöopathischer Potenzierung eingesetzt werden kann. Auch für alle anderen Organe können solche homöopathischen Organpräparate eingesetzt werden, z.B. Valvula mitralis für die Mitral-Herzklappe, Plexus cardiacus für den Herznerv oder Cerebrum für das Gehirn.

Die homöopathische Wirkungsweise kann mit den Worten von Samuel Hahnemann (1755-1843), dem Begründer der Homöopathie, vereinfacht zusammengefasst werden: „Man wende in der zu heilenden Krankheit dasjenige Arzneimittel an, welches eine andere, möglichst ähnliche Krankheit zu erzeugen imstande ist und jene wird geheilt." Hahnemann, der von der Selbstregulierungskraft des Körpers ausging, hatte den positiven Wert der Krankheitssymptome erkannt: Durch die Behandlung mit der niedrigsten Dosis eines individuell ermittelten Arzneimittels, das in einer hohen Dosis hochgiftig wäre und bei einem Gesunden krankheitsähnliche Symptome hervorrufen würde, wird der Körper dazu animiert, sich gewissermaßen selbst von der Krankheit zu befreien. Homöopathische Mittel sind somit „energetische Heilmittel", die nach dem Prinzip der Ähnlichkeit und dem Prinzip der Verdünnung potenziert bzw. dynamisiert werden.

Prinzip der Ähnlichkeit
Die Symptome, die ein Arzneimittel in hoher bis giftiger Dosierung bei einem Gesunden hervorrufen kann, sind den Krankheitssymptomen des Patienten sehr ähnlich. Das richtige homöopathische Mittel wird nach der Ähnlichkeit der Symptomatik („homöo" kommt aus dem Griechischen und bedeutet: „ähnlich") ausgewählt.

Prinzip der Verdünnung

Jeder Stoff kann in verdünnter Form seine Wirkung umkehren und zum Heilmittel für das werden, was er in konzentrierter Form auslöst. Es gibt lösliche und unlösliche Stoffe: Bei löslichen Stoffen erfolgt die Verdünnung mit einem Gemisch aus Alkohol und Wasser. Unlösliche Stoffe dagegen werden zuerst mit Milchzucker zu Kügelchen (Globuli) verrieben und anschließend als Lösung weiter potenziert.

Das Musterbeispiel Aspirin mag uns zur Erklärung für die beiden homöopathischen Prinzipien oder Regeln dienen: Einerseits hat Aspirin (die Acetylsäure der Weidenrinde) eine hemmende Wirkung auf die Blutgerinnung, andererseits kann es Blutungen der Kapillargefäße auslösen. Als Nebenwirkung findet sich gelegentlich Blut im Urin oder im Stuhl. Acetylsalicylsäure in homöopathischer Verdünnung könnte dagegen als Heilmittel bei Kranken mit Blut im Urin oder im Stuhl eingesetzt werden.

D-Potenzen

Bei D-Potenzen besteht ein 1:10-Verdünnungsverhältnis, d.h. 1 Teil der ursprünglichen Substanz wird zu 9 Teilen Alkohol/Wasser oder Milchzucker gemischt und dann standardisiert, mit Impuls verschüttelt, also potenziert.

Bei einem homöopathischen Mittel kann man die angewandten Verdünnungsschritte an der Zahl hinter der Ziffer erkennen: D1 weist auf den ersten Verdünnungsvorgang hin, D2 auf zwei Verdünnungsvorgänge usw.

Vor einer Selbstbehandlung mit homöopathischen Mitteln ist bei schweren Erkrankungen dringend abzuraten. Die Behandlung von chronischen Krankheiten gehört unbedingt in die Hände eines erfahrenen Homöopathen, der es versteht, die Potenzen oder Verdünnungsstufen fachgerecht zu bestimmen. Weil die Wirkung des Stoffes abhängig von der jeweiligen Konzentration ist, könnten missglückte Eigenexperimente die körperliche Verfassung in eine ganz andere Richtung führen.

Die Homöopathie der Elektroakupunktur nach Voll

Zur Diagnosefindung benötigt der homöopathisch arbeitende EAV-Arzt zunächst viele Informationen über seinen Patienten, denn er behandelt nicht nur die Krankheit, sondern den ganzen Menschen. Im Erstgespräch wird er sich deshalb genügend Zeit nehmen, um die Lebensgeschichte und aktuelle Situation des Patienten anzuhören. Mit Hilfe des ausgefüllten EAV-Einführungsfragebogens kann sich der Arzt ein ganzheitliches Bild vom Patienten, seiner individuellen Ernährungsweise, Stressbelastbarkeit und früheren Krankheitsgeschichte machen. Die umfassende EAV-Anamnese kann durchaus eine Stunde oder länger dauern. Hinzu kommt ein EAV-Test, mit dem organische Störungen ermittelt (Nosodentherapie) und gleichzeitig das zur Behandlung geeignete homöopathische Medikament mit der optimalen Potenz ausgetestet wird. Die homöopathische Therapie bietet den großen Vorteil der besseren Verträglichkeit von Nosoden, die zur Beseitigung der Krankheitsursachen notwendig sind. Krankheit wird in der Homöopathie auf ein Ungleichgewicht zwischen Körper, Geist und Seele zurückgeführt, weshalb die Therapie bei den Ursachen der Krankheit ansetzt, anstatt von der Beseitigung der Symptome auszugehen. Bei einem EAV-Test wird über die Homöopathika gleichzeitig mit angezeigt, welcher Faktor die Gesundheitsregulierung aus dem Gleichgewicht brachte.

Die Selbstregulierungskraft des Körpers

Der Körper verfügt über ein Selbstheilungssystem. Er ist so programmiert, dass er identifizieren kann, was aufgenommen und was entfernt werden muss. Diese Leistung kann durch eine Störung behindert werden. Wenn die inneren Regulationssysteme zusammenbrechen, kann der Körper aber bestimmte Tätigkeiten nicht mehr vollbringen. Ist das Heilungssystem des Körpers blockiert, beginnt die Entwicklung einer chronischen Krankheit.

Dr. med. Reinhard Voll fand durch seine Messungen am Akupunkturpunkt, dass sich die chronische Krankheit auf die Ansammlung von Giftstoffen im Körpergewebe zurückführen lässt. Jene müssen zuerst ausgeleitet werden, bevor die Selbstheilungskräfte wieder aktiviert werden können. Zur Ausleitung werden homöopathische Mittel verwendet, die aus dem Pflanzen-, Tier- oder Mineralienreich stammen. Aufgrund der Verdünnung sind diese pflanzlichen, tierischen oder mineralischen Substanzen, die dem Patienten und seiner Krankheit entsprechen, ohne Nebenwirkungen.

Die homöopathische Erstverschlimmerung

Wenn Patienten manchmal sehr stark reagieren und sich zunächst schlechter fühlen, ist das nur ein Zeichen dafür, dass die Therapie anschlägt, kurz: Das ausgewählte homöopathische Mittel war das passende für den Patienten, da es den Entgiftungsprozess in Gang setzen konnte. Eine Verringerung der Medikamentenmenge ist an diesem Punkt zu empfehlen. Durch die Ausleitung der Giftstoffe wird die sog. Erstverschlimmerung kurzfristig provoziert: Durchfall, Fieber, Schwitzen, Ausfluss und Erbrechen können dabei als Erst- bzw. Heilreaktionen auf den beginnenden Entgiftungsprozess auftreten. Auf die Erstverschlimmerung folgt dann oft schnell eine Verbesserung des gesundheitlichen Zustands.

Der Entgiftungsprozess kann am besten durch eine ausgewogenen Ernährung unterstützt werden. Außerdem ist es ratsam, in der Entgiftungsphase viel Wasser zu trinken und täglich mindestens eine Stunde an die frische Luft zu gehen.

Organpräparate in der Homöopathie

In der Mesenchym-Reaktivierungstherapie (Entgiftungstherapie) nach Voll wird zusätzlich ein begleitendes Homöopathikum zur Abmilderung der Erstverschlimmerung verschrieben. Diese homöoapathische Therapie begleitet die Anwendung von Nosoden.

Die Ausleitung ist dabei eine grundlegende Voraussetzung für den homöopathischen Therapieerfolg. Weil sich Giftstoffe in den mesenchymalen Zwischenräumen angesammelt haben und die Fähigkeit der Zellen zur Sauerstoffaufnahme blockieren, ist die körperliche Selbstregulationsfähigkeit gestört. Durch eine solche Störung nimmt eine Krankheit ihren Lauf und kann sich, wenn sie nicht behandelt wird, bösartig entwickeln.

Das Ziel der homöopathischen Therapie ist eine Reaktivierung der mesenchymen Zonen (Bindegewebe, Matrix): Dadurch wird der Körper wieder in den Zustand versetzt, die in diesen Zwischenräumen abgelagerten Giftstoffe auszuscheiden bzw. zu eliminieren. Mit Hilfe des Homöopathikums wird das Mesenchym aktiviert und so stimuliert, dass der Körper das Gift auch beseitigen kann. Erst durch die Ausleitung wird die normale Funktionsfähigkeit des Organismus wiederhergestellt. In dieser Reaktivierungstherapie werden ein bis zwei Homöopathika, die gewöhnlich in derselben Verdünnung wie die Nosode zubereitet sind, und zusätzlich noch ein Organpräparat - als begleitendes Heilmittel zur Therapieunterstützung - verordnet.

Die Organpräparate werden aus gesundem Organgewebe gezüchteter Kälber hergestellt, wie z.B. Thymus (z.B. von der Firma Wala).

Homöopathische Organpräparate können tatsächlich Funktionen von Zellen beeinflussen, was durch biochemische Forschungen nachgewiesen wurde. Die selbstregulierende Fähigkeit des Organismus wird mit Hilfe der Informationen, die homöopathische Substanzen enthalten, stimuliert und durch den Potenzierungsvorgang noch weiter verstärkt.

EAV- Messwerte und ihre Bedeutung

Über die EAV-Messung kann genau angezeigt werden, ob ein Organ krank oder gesund ist. Bei EAV-Messwerten, die über 80 liegen, wird eine Störung des betreffenden Organs angezeigt. Der Krankheitsverlauf ist demnach so weit fortgeschritten, dass eine Behandlung erforderlich ist. In der EAV-Homöopathie werden die Phasen eines Krankheitsverlaufs weiter differenziert.

Der instabile Messwert mit einem Zeigerabfall von z.B. 84 auf 64 am Bronchialpunkt zeigt eine starke Belastung an. Bei der Erstuntersuchung bildet dieses Gefälle den Schwerpunkt.

Als sanfte Alternative gewinnt die homöopathische Therapie immer mehr an Bedeutung. Sie wird vor allem bei Patienten mit chronischen Krankheiten beliebter, weil schulmedizinische Heilung in diesen Fällen meistens nicht greifen kann.

4.4. Die Pflanzenheilkunde (Phytotherapie)

Die Pflanzenheilkunde bzw. Phytotherapie ist ein wissenschaftlich anerkanntes Naturheilverfahren mit traditioneller, auf Erfahrungen basierender heilkundlicher Orientierung. Heilpflanzen bzw. pflanzliche Arzneimittel haben vorbeugende, schmerzlindernde und heilende Wirkungen und werden bei Magen- und Darmerkrankungen, Erkältungskrankheiten, Schlafstörungen, Durchblutungsstörungen u.v.a.m. erfolgreich eingesetzt. Aufgrund ihrer Inhaltsstoffe, die direkt auf den Körper wirken, haben sie einen hohen therapeutischen Wert. Wissenschaftlich belegt sind auch ihre komplexen Wirkstoffe: Heilpflanzen können die Funktionen des Magen- und Darmtrakts stärken, die Verdauung aktivieren, die Aufnahme von Nährstoffen verbessern, den Blutkreislauf unterstützen, die Atmung anregen u.v.a.m. Viele chronische und akute Krankheiten bessern sich nach der Einnahme von Phytopharmaka: Allergien und andere Hautkrankheiten, chronische Infektionen, Kreislaufschwäche, Kopfschmerzen, Schlaflosigkeit, Leberbeschwerden u.v.a.m. In schwerwiegenden Krankheitsfällen wie z.B. bei Krebs oder rheumatoider Arthritis können sich die Patienten jedoch nicht mit der Phytotherapie alleine behelfen.

Auf Heilpflanzen basierende Arzneimittel sind verträglicher als viele herkömmliche Medikamente. Phytopharmaka bestehen ausschließlich aus Pflanzen, Pflanzenteilen oder pflanzlichen Inhaltsstoffen, die auch pharmazeutisch zubereitet sein können. In der Pflanzenheilkunde werden die sogenannten milden bzw. „mite"-Pflanzenheilmittel zur Behandlung vorgezogen. Nicht zur Selbstbehandlung geeignet und meistens auch rezeptpflichtig sind dagegen starke bzw. „forte"-Präparate, wozu z.B. die Opium-Tinktur mit dem Wirkstoff Morphium, die Belladonna-Tinktur mit dem Wirkstoff Atropin oder Presssaft aus Digitalis pupurea mit dem Wirkstoff Digitoxin zählen. In der Regel können die milden Phytopharmaka ohne Bedenken eingenommen werden und eignen sich besonders für eine arztgestützte Langzeittherapie. Da die Einnahme pflanzlicher Arzneimittel jedoch in Kombination mit anderen Präparaten zu unerwünschten Wechsel-

und Nebenwirkungen führen kann, ist eine Selbstmedikation im Allgemeinen nicht empfehlenswert. Eine Absprache mit dem Naturheilarzt, der über solide Kenntnisse der Phytotherapie verfügt, ist stets anzuraten. Er kann die Patienten genau über die komplexen Wirkstoffe der Heilpflanzen sowie ihre Wechselwirkungen mit anderen Medikamenten aufklären. Die Wahrscheinlichkeit gefährlicher Nebenwirkungen ist sehr gering, wenn ein pflanzliches Arzneimittel vorschriftsmäßig angewendet wird.

Komplexe Wirkstoffe - Mischpräparate

Heilpflanzen sind Pflanzenarten, die aufgrund ihrer Inhaltsstoffe für medizinische Zwecke geeignet sind. Jene können bestimmte Funktionen des Körpers gezielt beeinflussen und zeichnen sich durch ein breites Wirkungsspektrum aus. Da Arzneien pflanzlichen Ursprungs auf vielen verschiedenen Inhaltsstoffen basieren, die wiederum in komplexer Wechselwirkung stehen, sind sie von besonderem therapeutischen Wert.

Eine ganze Pflanze ist mehr als die Summe ihrer Einzelteile, mit anderen Worten: Man nimmt die ganze Pflanze zur Zubereitung, anstatt die Einzelbestandteile zu isolieren, um eine größere therapeutische Wirkung zu erzielen. Gute Behandlungserfolge können auch durch die komplexe Wechselwirkung der Inhaltsstoffe verschiedener Pflanzen erreicht werden.

Ausschlaggebend für die Wirksamkeit der Pflanzenheilmittel sind Qualität der Ursubstanzen, deren Wirkstoffgehalt sowie die pharmazeutische Zubereitungsform. Bei der Zubereitung pflanzlicher Arzneimittel geht es darum, wirksamkeitsbestimmende Inhaltsstoffe anzureichern und unerwünschte Inhaltsstoffe zu eliminieren. Klassische Zubereitungsformen sind z.B. Tee (Aufguss, Abkochung oder Mazerat), Saft, Sirup, Tinktur oder Extrakt. Bei den modernen Zubereitungsformen wie z.B. Kapseln, Tabletten, Dragees, Salben oder Cremes findet sich die Zugabe von pharmazeutischen Hilfsmitteln. Fertige Zubereitungsformen, die man in der Apotheke oder im Reformhaus kaufen kann, sind neben den bereits genannten Zubereitungen außerdem Pflaster, Badezusatz, Öl, Wein u.v.a.m. und enthalten eine standardisierte Wirkstoffmenge.

Bewährte Heilpflanzen und ihre Heilanzeigen

Eine ausführliche Beschreibung der Heilpflanzen findet sich in „Die BLV Enzyklopädie der Heilpflanzen" von Andrew Chevalier. Von den vielen Heilpflanzen, die überall auf der ganzen Welt wachsen, werden hier nur einige bekannte und besonders gut bewährte mit ihren Heilanzeigen herausgegriffen:

Baldrian:	Nervosität, Schlafstörungen, Kopfschmerzen
Bärentraube:	Nierenbeschwerden, Störungen der Harnwege
Brennessel:	Gicht, Rheuma, Ekzem und andere Hautkrankheiten
Fenchel:	Blähung, Kolik, Bronchitis, Erkältung
Ginko:	Durchblutungsstörungen
Holunder:	Rachen-/Mandelentzündung, Rheuma
Johanniskraut:	Depression, Schlafstörungen, Nervosität

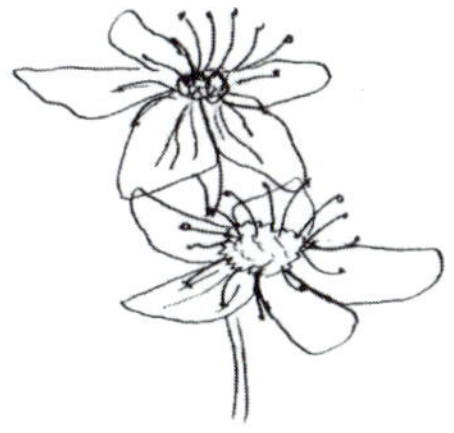

Abb. 5: Johanniskraut

Kamille: Katarrh, Magen-Darm-Geschwür, Menstruation
Knoblauch: Bronchitis, Darminfektion
Mariendistel: Lebererkrankungen, Gallenblasenleiden
Melisse: Nervosität, Schlafstörungen, Kolik, Blähung, Übelkeit
Mistel: Tumor, Hypertonie
Pfefferminze: Magen-Darm-Katarrh, Kolik, Sodbrennen
Roter Sonnenhut: Wundheilungsstörungen

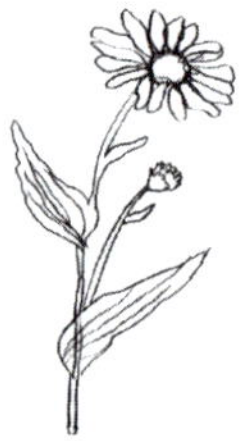

Abb. 6:Sonnenhut

Salbei: Nervosität, Magen-Darm-Katarrh
Weißdorn: Herz- und Kreislauferkrankungen

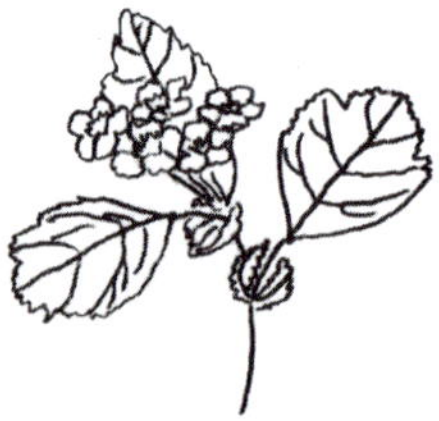

Abb. 7: Weißdorn - Crategus

Die Therapie mittels Heilpflanzen gehört zu den ältesten Heilverfahren. Sie kann mit anderen Naturheilverfahren kombiniert werden und ergänzt sich z.B. sehr gut mit der homöopathischen

Therapie, in der auch Mischmittel aus pflanzlichen und homöopathischen Wirkstoffen hergestellt werden.

4.5. Die Bach-Blüten-Therapie

Die Bach-Blüten-Therapie ist nach dem englischen Arzt Edward Bach (1886-1936) benannt und begründet sich auf 38 verschiedenen Pflanzen, die eine positive Energie auf die Psyche des Menschen auszuüben vermögen. Bach-Blüten können die Stimmung aufhellen. Jeder Bach-Blüte wird eine ganz bestimmte besänftigende Wirkung auf die Psyche und damit verbundene Schmerzen zugeschrieben.

Diese sanfte Therapie wird zum einen von Heilpraktikern und Ärzten mit dem Schwerpunkt Naturheilverfahren angeboten, zum anderen kann man Bach-Blüten-Essenzen auch über die Apotheke in kleinen Glasfläschchen (20 ml oder 30 ml) zur Selbstbehandlung beziehen. Welche Blüte bzw. welche Blütenmischung zu dem Patienten passt, entscheidet der Bach-Blüten-Therapeut nach einem ausführlichen Erstgespräch. Die Therapiedauer ist individuell abhängig und kann einige Tage bis Wochen dauern, bis man einen seelischen Besserungszustand spürt.

Mit Bach-Blüten werden weniger psychische oder körperliche Krankheiten behandelt als vielmehr seelische Gemütszustände ausgeglichen. Die Bach-Blüten-Therapie kann grundsätzlich bei akuten seelischen Problemen oder bei schon langer andauernden seelischen Belastungen helfen. Mit Hilfe der Bach-Blüten kann der Selbstheilungsmechanismus wieder aktiviert werden.

38 Bach-Blüten

Bei der Bach-Blüten-Therapie ist es besonders wichtig, die richtige Blüte oder Blüten-Mischung zu finden. Aus den 38 klassischen Bach-

Blüten haben wir sieben besonders bewährte und bekannte heraus gegriffen, die zur Selbstbehandlung sehr geeignet sind.

Clematis (Weiße Waldrebe)
fördert die realitätsbezogene Wahrnehmung und das positive Denken. Probleme erscheinen Clematis-Typen dann auch nicht mehr unlösbar.

Impatiens (Drüsen tragendes Springkraut)
reguliert die innere Spannung, wodurch beim Impatiens-Typen Geduld und Mitgefühl für andere gefördert werden.

Larch (Lärche)
wirkt wie Balsam für die Seele und eignet sich für Menschen mit mangelndem Selbstvertrauen. Ihr Selbstwertgefühl und Vertrauen in die eigenen Fähigkeiten können mit Hilfe der entsprechenden Bach-Blüten-Essenz gestärkt werden.

Crab Apple (Holzapfel)
ist die richtige Blüte für Menschen mit einer übertriebenen Ordnungsliebe. Diese Bach-Blüten-Essenz wirkt innerlich auflockernd und trägt dazu bei, dass Crab Apple-Typen nicht mehr alles so eng sehen. Für Hauterkrankungen aller Art ist Crab Apple ein gutes Heilmittel: z.B. bei Neurodermitis, Akne u.v.a.m. Einige Tropfen in einem Vollbad sind ausreichend für eine beruhigende Wirkung und lindern den Juckreiz.

Mimulus (Gefleckte Gauklerblume)
weckt die eigene Gelassenheit und Tapferkeit. Ängste und Überempfindlichkeiten von Mimulus-Typen können mit dieser Bach-Blüten-Essenz überwunden werden.

Holly (Stechpalme)
kann negative Gefühle wie Misstrauen, Unzufriedenheit, Wut-, Neid- und Hassgefühle umwandeln. Holly-Typen können dadurch friedlicher werden und wieder gut mit sich und ihren Mitmenschen auskommen.

Star of Bethlehem (Doldiger Milchstern)
ist in der Bach-Blüten-Therapie der Seelentröster und Schmerzbesänftiger schlechthin. Besonders Menschen in großer Not, die Verlustschmerzen erleiden oder unter einem seelischen Trauma stehen, verleiht Star of Bethlehem innere Kraft. Diese Bach-Blüte stärkt die Fähigkeit zur geistigen und körperlichen Regeneration.

Notfall-Tropfen (Rescue Remedy)
Die Notfall-Tropfen, auch unter der Bezeichnung „Rescue Remedy" bekannt, sind als fertige Mischung erhältlich und können in seelischen Notsituationen eingenommen werden. Sie werden aus vier Bach-Blüten zusammen gemischt: Cherry Plum/Kirschpflaume, Clematis/Weiße Waldrebe, Rock Rose/Gelbes Sonnenröschen und Star of Bethlehem/Doldiger Milchstern. Rescue Remedy wird oft zur kurzfristigen zusätzlichen Schmerz- und Schocklinderung eingesetzt: ein bewährtes Heilmittel mit unbegrenzten Anwendungsmöglichkeiten. Bei Schürf- oder Schnittwunden, Verbrennungen leichten Grades, Bienen- oder Wespenstichen, Hautausschlägen u.v.a.m. können die Notfall-Tropfen mit sofortiger Wirkung helfen. Die Dosierung der Notfall-Tropfen ist abhängig von der Anwendungssituation. Es empfiehlt sich, zwei bis vier Tropfen, mit Wasser verdünnt oder direkt auf die Zunge, einzunehmen und diese Dosierung nach einer viertel, halben oder ganzen Stunde zu wiederholen – solange, bis der Schmerz nachgelassen hat.

Bach-Blüten-Essenzen

In der Bach-Blüten-Therapie kommt meistens eine Mischung aus mehreren Bach-Blüten zur Anwendung. Vor der Einnahme werden die Bach-Blüten-Essenzen dann nochmals mit Wasser, Alkohol oder Obstessig verdünnt. Die tägliche Einnahme von vier mal vier Tropfen ist die Standarddosierung und kann bei akuten Zuständen ohne Bedenken auf bis zu sieben Mal erhöht werden. Die Tropfen werden entweder direkt auf die Zunge gegeben oder mit einem Plastiklöffel eingenommen.

4.6. Die Entsäuerungstherapie

Bei den meisten Menschen ist heutzutage eine Übersäuerung des Körpers festzustellen, besonders wenn Schwermetallbelastungen, wie z.B. durch durch Amalgam vorliegen oder Stress und ungünstige Ernährung das Säure-Basen-Gleichgewicht in den sauren Bereich verschieben. Zu den Beschwerden und chronischen Krankheiten, die durch eine Übersäuerung im Körper begünstigt oder mit ausgelöst werden zählen neben chronischen Schmerzen und Verspannungen insbesondere Rheuma, Gicht, Stoffwechselstörungen, Sodbrennen, Haarausfall und das Chronische Müdigkeitssyndrom (CSF).

Wie kann man die Übersäuerung messen?

Über eine Messung des pH-Werts im Morgenurin kann genau festgestellt werden, ob eine Übersäuerung des Körpers vorliegt oder nicht. Dafür gibt es pH-Papier, das in Apotheken erhältlich ist. Der normale pH-Wert soll wie im Blut bei 7,4 liegen. Werte zwischen 5 und 6 hingegen zeigen eine deutliche Übersäuerung des Körpers an. Bis zu 50 Prozent der Beschwerden bessern sich deutlich, wenn der pH-Wert des Morgenurins auf 7,4 eingestellt und gehalten wird. (Eine weitere Messung erfasst die Basenpufferkapazität im Blut, ist aber für die Praxis zu aufwendig).

Empfehlungen

Die Wahl der Vorgehensweisen zur Entsäuerung hängt in erster Linie von der zu behandelnden Krankheit ab. Falls trotz konsequenter Befolgung der unten genannten Empfehlungen innerhalb von vier Monaten keine deutliche Besserung eintritt, sollten Sie eine genaue Testung mit EAV (Elektroakupunktur nach Voll) machen lassen.

Ca. 50% der Bevölkerung weisen eine pathogene Pilzbesiedlung (z.B. candida albicans) im Magen-Darm-Trakt auf, im Fall einer Schwermetallbelastung sind es sogar ca. 90%. Auch eine mögliche Störung der Darmflora und Nahrungsmittelallergien sollten gemeinsam mit dem EAV-Arzt abgeklärt werden.

Basen Mittel:

Bullrichvital 2-12 Tabletten am Abend oder NEMABAS (Firma Nestmann) 3 x 2 Tabletten und eine basenreiche Kost.

Ernährungsumstellung:

Bei der Ernährung sind Gemüse, Salat, reife Früchte, Kartoffeln, Mais, Buchweizen, Dinkel, Hirse, Mandeln, Rohmilch und Süßrahmbutter zu bevorzugen.

ACHTUNG:

Ein geschwächtes Verdauungssystem hat Mühe, Roh- und Vollwertkost zu verdauen. Die Ernährung sollte daher langsam umgestellt werden. Früchte, Rohkost sowie Salate sollten nicht abends gegessen werden und Früchte immer nur auf leerem Magen.

Genussmittelabstinenz:
Zu meiden bzw. einzuschränken sind Genussmittel wie Alkohol, Nikotin, Kaffee und Schwarztee sowie Fastfood, Konserven, Gepökeltes (Wurst), außerdem Schweinefleisch, Fisch, Eier, Käse, gehärtete Fette, Weißmehlprodukte, Zucker, Marmeladen, Limonaden und Süßigkeiten.

Tägliche Darmentleerung:
Eine tägliche Darmentleerung – ohne synthetische Abführmittel – sollte angestrebt werden. Die folgenden Mittel sind hilfreich: (1) 3-5 Esslöffel Milchzucker am Abend (je nach Verträglichkeit), (2) Multiplasan M. 17: täglich 3 x 2 Tabletten, danach Multiplasan M. 33 (pflanzliche Breitbandmittel, meistens gut verträglich), (3) Nieren- und Lebertee: 2-3 Wochen wirken fördernd, anschließend die Kur mit Multiplasan fortsetzen. Alle vorgeschlagenen Präparate erhalten Sie rezeptfrei in der Apotheke.

Reichliche Flüssigkeitsaufnahme:
Wichtig ist auch eine ausreichende Flüssigkeitsaufnahme von mindestens 1,5-2 Liter täglich (mineralarmes Wasser, leichte Tees, verdünnte Säfte).

Regelmäßige Bewegung:
Regelmäßiges Ausdauertraining reichert den Organismus mit lebensnotwendigem Sauerstoff an.

4.7. Die Ernährungstherapie

Der menschliche Körper braucht genügend Kohlenhydrate, Eiweiß und Fett sowie viele lebenswichtige Vitamine, Mineralstoffe und Spurenelemente, damit seine Stoffwechselvorgänge und alle anderen Funktionskreise aufrechterhalten bleiben können. Bei einer ausgewogenen Ernährung werden dem Gesunden diese lebensnotwendigen Stoffe zugeführt und die Gesundheit bleibt erhalten. Ernährt sich der Mensch einseitig bzw. mangelhaft, dann wird er krank. Bei einem Nährstoffmangel entstehen organische Störungen, die sich bösartig zu Krankheiten fortentwickeln können.

Leider kann gerade heutzutage nicht vermieden werden, dass der Körper mit der Nahrung auch belastende, schwer verdauliche, und schädliche Stoffe aufnimmt, die er verarbeiten und wieder ausscheiden muss. Nahrung sollte so ausgewählt werden, dass sie nährstoffreich ist und nur in geringen Mengen schädliche Stoffe enthält. Durch eine ausgewogene Ernährung kann die Verdauung störungsfrei funktionieren, und der Körper muss nicht zusätzliche Arbeit - für die Nahrungsverarbeitung und die „Schadstoffbekämpfung" - leisten.

Die Müdigkeit nach einem reichhaltigen und fettigen Essen ist nur eine Folgeerscheinung der Verdauungsleistung, wozu der Körper vermehrt Blut in den Verdauungstrakt ziehen muss. Dadurch wird das Gehirn auch weniger durchblutet und schaltet auf „Sparflamme". Nach einem leichten und nährstoffreichen Essen fühlt sich der Mensch hingegen gestärkt und auf der ganzen Linie fit. Da für die Verdauungsarbeit in diesem Fall keine Kraft umgeleitet werden muss, können Geist und Körper in ihrer vollen Leistungsfähigkeit erhalten bleiben.

Nahrungsmittelunverträglichkeiten

Ernährungsfehler zählen zu den Hauptursachen von vielen verbreiteten Erkrankungen. Bei Neurodermitis, Darmproblemen, chronischer Müdigkeit, Trockenem Auge, Hyperaktivität und in seltenen Fällen auch bei Übergewicht und Gelenkschmerzen konnten wir in der Regel mit Hilfe der Elektroakupunktur nach Voll (EAV) Nahrungsmittelunverträglichkeiten feststellen. Zwischen einem geschwächten Immunsystem und gewissen Nahrungsmittelunverträglichkeiten gibt es einen deutlichen Zusammenhang, wie aus den Befunden hervorgeht.

Das Abwehrsystem kann durch eine Ernährungstherapie gestärkt werden. Der Organismus wird dabei entlastet und zugleich mit allen notwendigen Nährstoffen versorgt. Ziel der Ernährungstherapie ist es, die Körperfunktionen zu regulieren. Dieses Naturheilverfahren wird eingesetzt, um den Körper umzustimmen. Das kann kurzfristig über eine Diät erfolgen oder langfristig über eine Ernährungsumstellung. Welche Ernährungstherapie für den Patienten geeignet ist, hängt von seiner Erkrankung und seinem Typ ab. Bei jeder Ernährungstherapie steht die Aktivierung der Selbstheilungskräfte im Vordergrund, damit der Körper besser mit Krankheiten fertig werden kann. Dieser Heilungsprozess wird durch die Aktivierung des Stoffwechsels und die Ausleitung von Schadstoffen eingeleitet.

Patienteninformation

Ergänzend zur Ernährungstherapie empfehlen wir bei Nahrungsmittelunverträglichkeiten Okoubaca D4 – 3 x 1 Tablette (1 Packung/ Fa. DHU), gefolgt von Okoubaca D8 – 3 x 1 Tablette (1 Packung/ Fa. DHU). 70–80 Prozent der Nahrungsmittelunverträglichkeiten lassen sich dadurch und gegebenenfalls in Verbindung mit gezielter Ursachensuche wesentlich bessern oder ausheilen.

4.8. Vitamine, Mineralien und Spurenelemente (Orthomolekulare Therapie)

Die orthomolekulare Therapie beruht im Wesentlichen auf der Zufuhr von Vitaminen, Mineralstoffen und Enzymen, den tragende Säulen der Gesundheit. Viele Krankheiten entstehen durch einen Mangel an

Vitaminen, Mineralstoffen oder/und Enzymen, der durch Nahrungsergänzungsmittel wieder ausgeglichen werden kann. Körper und Organismus können so positiv beeinflusst und unterstützt werden. Weil die Vitamine, Mineralstoffe und Enzyme – mit wenigen Ausnahmen - über die Nahrung aufgenommen werden, bezeichnet man die entsprechenden Präparate als „Nahrungsergänzungsmittel".

Für den täglichen Bedarf an Vitaminen und Mineralstoffen hat die Deutsche Gesellschaft für Ernährung (DGE) eine Liste mit durchschnittlichen Einnahmemengen im Grammbereich veröffentlicht. Da diese Richtwerte für Menschen mit einer durchschnittlichen Körper- und Umweltbelastung empfohlen werden, können sie den Lebensumständen entsprechend nach oben oder unten korrigiert werden.

Vor der Verordnung von Nährungsergänzungsmitteln steht eine gründliche, aber kostenintensive Untersuchung des Patienten: Blut, Urin, Stuhl, Speichel, Schweiß und/oder Haar werden dabei auf ihren Vitamin- und Mineralstoffgehalt getestet. Beim FAV-Test werden Umweltbelastungen und vorliegende Erkrankungen mit einbezogen, so dass nach der Testauswertung ein individueller Plan zur Vitalstoffzufuhr für den Patienten erstellt werden kann. Die dabei empfohlenen Einnahmemengen an Vitaminen und Mineralstoffen gelten nur für die Krankheitsphase und sind nach der Gesundung wieder zu ändern.

Vitamine

Vitamine stabilisieren das Immunsystem. Dadurch wird die Leistungsfähigkeit gefördert und die Belastbarkeit verbessert sich. Vitamine steuern alle Stoffwechselvorgänge im Körper und haben eine aktivierende Wirkung auf den gesamten Organismus. Mit anderen Worten: Vitamine arbeiten wie Katalysatoren, indem sie die Wirkung anderer Substanzen, die für die Stoffwechselfunktionen benötigt werden, verstärken.

Durch zusätzliche Vitamindosen, die zur täglichen Einnahme verordnet werden, kann Krankheit vorgebeugt und geheilt werden. Vitaminzufuhr übt heilende Wirkung auf den allgemeinen Gesundheitszustand aus. Dies ist wissenschaftlich bestätigt: Linus Carl Pauling (1901-1994), Begründer der orthomolekularen Therapie und zweifacher Nobelpreisträger, hat in quantenmechanischen Studien den Beweis dafür geliefert, dass z.B. schon eine Zufuhr von Vitamin C im Grammbereich genügte, um den Gesundheitszustand zu verbessern. Vitaminpräparate gleichen in ihrem molekularen Aufbau den natürlichen Vitaminen und sind tatsächlich genauso wirksam.

Nahrungsergänzungsmittel bzw. Vitaminpräparate werden in der orthomolekularen Therapie vielfach eingesetzt: Sie schützen z.B. vor Zivilisationskrankheiten, Erkältungen und Herzbeschwerden, wirken aber auch positiv auf Hautunreinheiten, Konzentrationsprobleme, Arteriosklerose und andere Beschwerden ein. Bei Rauchern, Alkoholkonsumenten, Allergikern, Sportlern, schwangeren Frauen, Kindern, Jugendlichen und Senioren besteht ein erhöhter Vitaminbedarf, der durch eine gesunde Ernährung sowie Vitaminpräparate gedeckt werden kann.

Große Vitaminmengen vermögen durchaus den Stoffwechsel optimal anzuregen und das Immunsystem zu stärken. Es ist dann besser gegen eindringende Krankheitskeime gerüstet. Bei einer Vitaminüberdosierung können jedoch gesundheitliche Probleme auftreten, wobei die Symptome manchmal denen der Mangelerscheinungen ähnlich sind. Deswegen ist dringend davon abzuraten, ohne Absprache mit dem Arzt hochdosierte Vitaminpräparate einzunehmen. Der falsche Zugriff auf einzelne im Handel frei erhältliche Vitaminpräparate kann zu gesundheitlichen Schäden führen und somit gefährlich werden. Da Vitamine auch Wechselwirkungen mit Medikamenten auslösen können, ist eine orthomolekulare Therapie bei chronisch kranken Menschen, die auf die tägliche Einnahme von Medikamenten angewiesen sind, nur mit einer fachärztlichen Betreuung durchführbar. „Günstige" Vitaminkomplexe im Supermarkt sind im Krankheitsfall wenig empfehlenswert, da sie meist hoffnungslos unterdosiert sind. Betroffene benötigen z.B. gegenüber Gesunden oft die 10-fache Menge an B-Vitaminen.

Spurenelemente

Spurenelemente gehören zur großen Gruppe der Mineralstoffe: Chrom, Eisen, Fluor, Jod, Kupfer, Nickel, Selen, Silicium und Zink zählen dabei zu den bekannteren. Im Körper befinden sich außerdem Kobalt, Mangan, Molybdän und Vanadium, sowie rund zwei Dutzend weitere Spurenelemente, die in ihrer Wirkung bis heute wissenschaftlich nicht eingehend untersucht wurden. Die Erforschung der Mineralstoffe wurde lange Zeit in der Wissenschaft vernachlässigt, wohingegen die Bedeutung der Vitamine schon seit der Jahrhundertwende bekannt und von medizinischer Seite bestätigt worden ist. Erst seit ca. 35 Jahren befassen sich Wissenschaftler eingehend mit Mineralstoffen.

Mineralstoffe sind Spurenelemente, d.h. sie kommen nur in winzigen Mengen als „Spuren" im Körper vor. Sie sind lebenswichtig, weil sie für den Knochenaufbau, den gleichmäßigen Herzrhythmus, die Bildung von Erbgut, die Regulation des körpereigenen Wasserhaushalts u.v.a.m. zuständig sind. Außerdem stützen sie das

Immunsystem und schützen vor Stressbelastungen. Mineralstoffe werden über die Nahrung aufgenommen, wobei sie dem Darm während der Verdauung meist nur in Bruchteilen zugeführt werden und der ungenutzte Rest dann wieder ausgeschieden wird. Die Aufnahme der Mineralstoffe wird von der Hirnanhangdrüse gesteuert, aber wenn diese Steuerung durch eine Störung aus dem Gleichgewicht gerät wie z.B. im Krankheitsfall, dann kommt es unweigerlich zu einer Mineralstoffunterversorgung, die unter anderem gefährlich werden kann.

Auch hier gilt im Wesentlichen, was auf die Vitamine zutrifft: Infolge eines Mangels an Mineralstoffen können körperliche Beschwerden verschiedenster Art auftreten, die von Kopfschmerzen und Konzentrationsproblemen über Depressionen und Schlaflosigkeit bis hin zu trockener Haut und Haarausfall u.v.a.m. reichen. Der Bedarf an Mineralstoffen kann durch eine ausgewogene Ernährung gedeckt werden, was künstlichen Präparaten natürlich vorzuziehen ist. Chronisch Kranken fehlen oft Spurenelemente wie Selen und Jod sowie Mineralien wie Magnesium und Kalzium.

Die Einnahme von Mineralstoffpräparaten sollte erst nach einer Rücksprache mit dem Arzt erfolgen. Vor der Verordnung wird er den Patienten gründlich untersuchen, um zu klären, ob überhaupt ein Spurenelemente- oder Mineralstoffmangel vorliegt. Mit Hilfe der Elektroakupunktur nach Voll (EAV) kann dann auch genau ermittelt werden, welche Mineralstoffe beim Patienten mangelhaft und auszugleichen sind. Nach einer EAV-Testauswertung bekommt er einen individuellen Plan zur Vitalstoffzufuhr mit empfohlenen Einnahmemengen für die betreffenden Mineralstoffe.

Nahrungsergänzungsmittel (Vitamin- und Mineralstoffpräparate)

Der Zugriff auf Vitamin-, Spurenelemente- und Mineralstoffpräparate ist heute einfach: In der Apotheke, in der Drogerie, im Reformhaus und im Supermarkt können diese Präparate ohne ärztliche Verschreibung gekauft werden. Sie sind in allen möglichen Formen erhältlich, von Kapseln über Lutsch- oder Kaubonbons bis hin zu Tropfen oder Säften. Man kann sich dabei aber auch leicht vergreifen, dann führt die gewünschte Wirkung gegebenenfalls in eine ganz andere Richtung.

Nahrungsergänzungsmittel, die sich nach unserer Erfahrung bei unseren Patienten gut bewährt haben, können wir weiter empfehlen. Mit einer genauen Beschreibung ihrer Inhaltsstoffe, Wirkungsweise und empfohlenen Tagesmenge möchten wir unsere Leser gründlich informieren und eine Orientierungshilfe in Sachen Nahrungsergänzungsmittel geben. Wenn die Präparate „für Vegetarier geeignet" sind, so haben wir diese Information zusätzlich gekennzeichnet.

Die blumigen Versprechungen mancher amerikanischen Firmen, bestimmte Erkrankungen mit bestimmten Kombinationen „erfolgreich" behandeln zu können sind in einigen Fällen noch nicht wissenschaftlich bewiesen.

Beispiele häufiger Verordnungen

Zink 50 mg

Hauptinhaltsstoffe:

1 Tablette enthält 50 mg Zink plus Gluconat (Zincgluconat).

Zink ist eine essentielle Mineralkomponente für die Protein- und DNA-Synthese, Insulinaktivität, Geschmackswahrnehmung und Wundheilung. Es wird für die Regulierung der humoralen und zellulären Abwehrleistungen benötigt. Eine zentrale Rolle spielt Zink bei

der Zellteilung, beim Stoffwechsel der Geschlechtshormone, der Schilddrüsenwachstumshormone, des Insulins, der Prostaglandine sowie bei der Amalgamentgiftung.
Weitere Inhaltsstoffe: Zellulose, Silikat und Magnesiumstearat.
Hypoallergene Inhaltsstoffe: Für Vegetarier geeignet.
Empfohlene Einnahmemenge: 1-2 Tabletten pro Tag, vorzugsweise während des Essens.

SELEN hefefrei 100 mg oder Selenmethionin
(100 Tabletten) **Hauptinhaltsstoffe:** 1 Tablette enthält 100 mg Selenium (L-Selenomethioine).
Selen ist ein essentielles Spurenelement und Bestandteil wichtiger Enzymsysteme. Selen hilft bei der Regulation der Immunglobulinproduktion und erhöht die Aktivität der weißen Blutkörperchen. Es ist u.a. eine wichtige Komponente des antioxidativ wirkenden Enzyms Gluthation Peroxidase. Selenium ist an die essentiell sulfurhaltige Aminosäure Methionin gebunden, somit wirkt es als Antioxidans noch stärker. Aufgrund der antioxidanten und immunregulierenden Wirkung ist Selen eines der wichtigsten Spurenelemente in der Tumortherapie und auch bei der Amalgamentgiftung unentbehrlich. Selen findet man unter anderem in Nüssen, Orangen und Fischen.
Weitere Inhaltsstoffe: Magnesiumstearat, Zellulose und Stearinsäure.
Hypoallergene Inhaltsstoffe: Die Tabletten sind frei von Zucker, Salz, Hefe, Mais, Getreide, Soja, Milch, Stärke und Ei. Für Vegetarier geeignet.
Empfohlene Einnahmemenge: 1-2 Tabletten pro Tag, vorzugsweise während des Essens.

MAGNESIUM I 1000 mg

(180 Tabletten) **Hauptinhaltsstoffe:** 1 Tablette enthält 150 mg Magnesium und 825 mg Malicsäure.

Magnesiummalat ist das Mineral der Apfelsäure, die in Äpfeln und anderen Obstsorten vorkommt. Apfelsäure ist ein Teil des sog. Krebszyklus (Zitronensäurezyklus) und daher wichtig für die Bildung von ATP - der Energielieferant bei körperlicher Anstrengung. Durch Magnesium wird die Wirkung der Apfelsäure verstärkt. Fibromyalgie (FM) und Postvirales Syndrom (PVS) können mit Magnesiummalat sehr gut behandelt werden.

Weitere Inhaltsstoffe: Dicalciumphosphat, Stearinsäure, Magnesiumstearat, Croscarmellose Sodium und Zellulose.

Hypoallergene Inhaltsstoffe: Die Tabletten sind frei von Soja, Hefe, Getreide, Milch, Mais, Zucker, Salz und Konservierungsstoffen. Für Vegetarier geeignet.

Empfohlene Einnahmemenge: 1–4 Tabletten pro Tag, vorzugsweise während des Essens.

Wichtige Zusatzinformation: Hohe Dosierungen von Magnesium verursachen in einzelnen Fällen Durchfall. Deswegen wird bei Therapiebeginn zu einer geringeren Dosierung geraten, die dann alle 3–4 Tage gesteigert werden kann.

B-50–VITAMIN-B-COMPLEX (oder 100)

(100 Tabletten) **Hauptinhaltsstoffe:** 1 Tablette enthält je 50 mg B 1 (Thiamin), B 2 (Riboflavin), B 3 (Niacinamid), B 5 (Pantothensäure), B 6 (Pyridoxin) und B 12 (Cobalamin), außerdem 50 mg Biotin, 400 mg Folsäure, 50 mg PABA, 50 mg Cholin (Bitatrate) und 50 mg Inositol.

B-50-Vitamin-B-Complex enthält die wichtigsten nutrimentellen Faktoren für das Nervensystem und ist ein Vitamin-Komplex für die normale Funktion des Nervensystems. Als Co-Enzyme wirken sie in den verschiedenen Enzymsystemen des Stoffwechsels mit, wandeln Kohlenhydrate in Energie um und nehmen außerdem am Fett- und Proteinstoffwechsel sowie der Erhaltung des Muskeltonus im Verdauungstrakt teil. Sie sind wichtig für die Nerven, Schleimhaut, Leber, Haut und Haare.

Weitere Inhaltsstoffe: Reismehl, Calciumcarbonat, Stearinsäure und Magnesiumstearate.

Hypoallergene Inhaltsstoffe: Die Tabletten sind frei von Zucker, Salz, Stärke, Hefe, Mais, Getreide, Soja, Milch und Zusatzstoffen. Für Vegetarier geeignet.

Empfohlene Einnahmemenge: 1 Tablette pro Tag, vorzugsweise während des Essens.

ENZYME (z.B. Vitaenzym) MIT BROMELAIN, PANKREATIN, PAPAIN (500 Tabletten)

Hauptinhaltsstoffe: Pankreatin 720 mg, Papain 420 mg, Bromelain 300 mg, Rutin 300 mg, Trypsin 150 mg, Chymotrypsin 12 mg. Vitaenzym ist eine ausgeglichene Zusammensetzung zur Unterstützung der körpereigenen Enzymproduktion. Dieses Produkt ist so zusammengestellt, dass Übelkeit, Gasbildung und Verstopfung nur minimal auftreten.

Weitere Inhaltsstoffe: Dicalciumphosphat, Zellulose, Stearinsäure, Magnesiumstearat.

Empfohlene Einnahmemenge: 1–2 Tabletten pro Tag, 1-2 Stunden Abstand zum Essen.

Wichtige Zusatzinformation: Nicht einnehmen, wenn Salicylat-Empfindlichkeit vorliegt bzw. bei Ananas- und Papain-Unverträglichkeit!

OMEGA–3–FISCHÖLKONZENTRAT Lachsöl

Hauptinhaltsstoffe: Jede Softkapsel enthält Omega-3-Fettsäure, 160 mg Eicosapentaenoic Säure (EPA) und 240 mg Docosahexaenoic Säure (DHA). Fischöl enthält essentielle Omega-3-Fettsäuren. Diese haben die Fähigkeit, alle Funktionen zu regeln, die für das Zellwachstum und für die Zellregeneration notwendig sind. Sie regulieren die Blutfette, das Cholesterin und verhindern die Verklumpung der Blutplättchen (Plaque).

Weitere Inhaltsstoffe: Fischölkonzentrat, Gelatine, Glycerin, Wasser und natürliches Vitamin E.

Hypoallergene Inhaltsstoffe: Die Softkapseln sind frei von Salz, Zucker, Stärke, Hefe, Mais, Getreide, Soja, Milch und Konservierungsstoffen.

Empfohlene Einnahmemenge: 1-2 Softkapseln 1-3 x pro Tag, vorzugsweise während des Essens.

5. Das bessere Ziel bei chronischen Erkrankungen: dauerhafte Heilung statt Symptombehandlung

Wenn plötzlich ein Tumor diagnostiziert wird oder Menschen einen Herzinfarkt bekommen, dann kann es manchmal schon zu spät zur Umstellung der Lebensweise sein. In akuten Krankheitsfällen kommt die Schulmedizin zu ihrem Einsatz, wobei gegebenenfalls eine Behandlung mit Kordison oder anderen Pharmaka angeordnet werden muss. Die schulmedizinisch orientierte Behandlung kommt ohne synthetische Medikamente nicht aus, die leider mit vielen – nicht ungefährlichen - Nebenwirkungen verbunden sind.

Kann ein Patient durch moderne Pharmaka, die ein Symptom beheben, um ein anderes hervorzurufen, denn überhaupt wieder gesund werden? Wird man auf diese Weise nicht vielmehr zum Dauerpatienten, weil der Gesundheitsprozess – von einer Nebenwirkung zur nächsten - verschleppt wird? Oder mit anderen Worten: Wird die Entwicklung einer chronischen Krankheit nicht erst dadurch begünstigt, dass man sich nur in schulmedizinische Hände begibt?

Bei einer Behandlungsmethode, die nur an der Symptombeseitigung orientiert ist, stehen die Nebenwirkungen und Gefahren manchmal in keinem Verhältnis zu ihrem Nutzen. Eine Krankheit kann gar nicht ausgeheilt werden, wenn ihre Ursachen dabei nicht behoben werden. Für die Zunahme chronischer Krankheiten findet sich so eine weitere Erklärung.

Es geht nicht darum, welche Medizin – die Schulmedizin oder die Naturheilkunde - besser ist, sondern um die Frage, welche Diagnose- und Therapieverfahren für den Patienten am sinnvollsten sind. Die Entscheidung für eine ganz bestimmte Diagnose- und Therapiemethode ist dabei von Fall zu Fall sowie in Abhängigkeit vom Stadium der Erkrankung zu treffen. An den unterschiedlichen Diagnose- und Therapieansätzen der Schulmediziner und der Naturheilärzte machen sich ihre gegensätzlichen Auffassungen von Gesundheit, Krankheit und Heilung bemerkbar: Während Schulmediziner in den meisten Fällen ein bis wenige Krankheitsfaktoren nennen und nur diese untersuchen, gehen Naturheilärzte von einem mehrfach verursachten Krankheitsprozess aus und wenden ein vielseitiges Diagnose- und Therapieverfahren an.

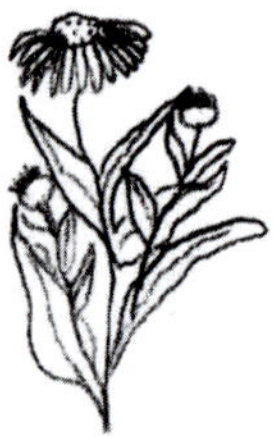

Abb. 8: Echinacea

Chronische Krankheit als „Eisberg"-Phänomen
Bei einer chronischen Krankheit liegen komplexe Störungen vor, an der diverse Schadstoffe wesentlich beteiligt sind. Naturheilärzte wenden für eine gründliche Diagnose viel Zeit auf, um die Vorbelastungen des Immunsystems zu ermitteln: Reste früherer Infekte, kranke Zähne, Ernährungsfehler, Umweltbelastungen psychische Belastung, u.v.a.m. – plötzlich taucht ein ganzer „Eisberg" auf, der bereits vor dem Ausbruch der Krankheit da war.

Chronische Krankheiten entstehen nach dem „Eisberg-Prinzip", wie in „Naturheilverfahren heute" ganz genau beschrieben wird. Eine chronische Krankheit ist mit diesem Phänomen insofern vergleichbar, als die Vorbelastungen sich seit langem tief im Körper festgesetzt haben. Sie lassen sich nur durch weiter reichende Diagnosen aufspüren, wenn sie sich nicht schon von selbst durch Regulations-, Funktions- und Organstörungen bemerkbar gemacht haben. Dann taucht ein komplexes Krankheitsgeschehen – gewissermaßen wie „die Spitze eines Eisbergs" an der Wasseroberfläche – auf.

Mit sanften Naturheilmethoden kann ein solcher „Eisberg" gezielt abtragen werden, oder mit anderen Worten: Umweltbelastungen und Resttoxine früherer Erkrankungen können mit Hilfe einer ganzheitlichen Diagnose erkannt und gezielt behandelt werden. Die zugehörigen Störungsfelder lassen sich an der Oberfläche der Haut messen, genaugenommen: an den Akupunktur-Messpunkten der Hände und Füße des chronisch kranken Patienten. Sie werden über den Messgriffel des EAV-Messgeräts erfasst. Die Elektroakupunktur nach Voll (EAV) ist ein sehr vielseitiges Diagnoseverfahren, mit dem Vorbelastungen bei Gesunden und Kranken gezielt gefunden und nach Möglichkeit beseitigt werden können. Die anschließenden Therapieempfehlungen stützen sich auf die punktgenaue EAV-Diagnose und reichen von Homöopathie, Nosoden über orthomolekulare Substanzen (Vitamine, Spurenelemente usw.) bis hin zur Frequenztherapie.

5.1. Was tun, wenn die Schulmedizin am Ende nicht weiterhilft?

In der Schulmedizin werden oft nur einzelne Organe untersucht, wodurch die Zusammenhänge der Erkrankung des Organismus aber nicht erkannt werden können (nach der Akupunkturlehre finden sich Gründe für Haarausfall oft auf dem Nierenmeridian oder bei Herzrhythmusstörung wird eine Belastung am Herznerv getestet, Schwermetalle und Viren belasten bei Tinitus usw.) Durch einzelne

Testbefunde können die Krankheitsursachen nicht genau ermittelt werden. Im Gegensatz zu den Naturheilverfahren geht die schulmedizinische Behandlung nicht von ganzheitlichen Diagnosen aus, sondern setzt bei einzelnen Krankheitssymptomen an. Hier findet sich bereits eine Erklärung, warum chronische Krankheiten zum Teil von schulmedizinischer Seite nicht erfolgreich behandelt werden können: Da chronische Erkrankungen von ihrer Entwicklung her und in ihrer ganzen Erscheinung sehr komplex sind, können selbst gezielte Diagnosen und Therapien einzelner Organe nur ungenügend greifen. Bei Allergien z.B. findet die EAV meistens 5-7 chronische Störfelder, die dann einen Therapieansatz aufzeigen.

Immer mehr Patienten mit chronischen Krankheiten wenden sich der Naturheilkunde zu, weil sie von Therapieerfolgen mit Naturheilverfahren gehört oder gelesen haben, weil sie die Hoffnung auf eine Heilung noch nicht aufgegeben haben, weil sie sich nicht mehr den Nebenwirkungen der Pharmaka aussetzen oder die hohen Behandlungskosten nicht mehr bezahlen wollen. Der gemeinsame Hauptgrund besteht wohl auch darin, dass chronische Krankheiten in traditionellen Kliniken als unheilbar gelten. Die betroffenen Patienten werden dort als hoffnungslose Fälle behandelt und nur ungenau auf einen Besserungszustand vertröstet. Eine Heilung über die schulmedizinische Konträrtherapie, welche die bereits gestörte Regulation noch weiter einschränkt, ist im allgemeinen wie im speziellen Fall oft unmöglich.

Chronische Krankheiten sind eigentlich nur mit aktivierenden Heilverfahren therapierbar: Die Naturheilkunde bietet genau solche Heilverfahren an, die auf dem Prinzip der Ursachenbehandlung beruhen und auf die Aktivierung der Selbstregulierungskräfte des Organismus sowie die Mitarbeit des Patienten setzen. Naturheilärzte behandeln alle Krankheiten von ihrer Ursache her, denn nur so kann eine Krankheit ausgeheilt werden.

Die schulmedizinisch orientierte Symptombehandlung ist von Anfang an zum Scheitern verurteilt und zur Therapie chronischer Krankheiten schon gar nicht geeignet, da die Krankheitsursachen weiter bestehen bleiben und sich an anderer Stelle ihre „Ventile" suchen. Der Behandlungsansatz alternativ zur Verfügung stehender Naturheilverfahren ist weitaus erfolgsversprechender, da vor jeder Therapie eine exakte Diagnose der Krankheitsursachen steht. Unsere Fallstudien haben gezeigt, welche Häufigkeit bei Teilerfolgen oder langfristigen Erfolgen zu erwarten ist. Die wissenschaftlichen Auswertungen sollen dem Patienten realistisch aufzeigen, welche Möglichkeiten durch die Beseitigung der verschiedenen Ursachen-Bausteine gegeben sind.

5.2. Warum die Naturheilkunde 1-3 Stunden Zeit benötigt

In der Naturheilkunde beginnt die Behandlung immer mit einer ganzheitlichen Befragung des Patienten: über die lokale Störungen an den Organen sowie sämtliche Vorerkrankungen. Als qualitative ganzheitliche Funktionsdiagnostik hat sich die Elektroakupunktur nach Voll (EAV) sehr gut bewährt: Sie eignet sich zur detaillierten Messung der Funktionen des gesamten Organismus sowie zur Austestung des Immunsystems, des Hormonhaushalts u.v.a.m., wodurch die Entstehung sowie der Verlauf einer Krankheit im Zusammenhang mit den Vorbelastungen erkennbar wird. Wir arbeiten seit vielen Jahren erfolgreich mit dem EAV-Verfahren, um die organischen Regulationsstörungen bei chronisch kranken Patienten zu beheben. Die EAV in Kombination mit alternativen Naturheilverfahren ermöglicht, eine individuell angepasste Therapie zusammenzustellen, die möglichst auf die Lebenssituation des Patienten abgestimmt ist.

Bei den Naturheilverfahren werden die selbstregulierenden Kräfte des Organismus angesprochen. Wer eine gute Regulationsfähigkeit hat, ist nicht krank. Die Krankheit entwickelt sich erst aufgrund einer gestörten Regulationsfähigkeit, die durch viele Schadstoffe bedingt ist. Da diese Störfelder und Schadstoffe sich über viele Jahre angesammelt haben, sind die Ursachen der Krankheit weit in der Vergangenheit zu suchen. Die Therapieverfahren der Naturheilkunde setzen insgesamt auf eine regulierende Wirkung: Um die Störung zu beheben, muss die Regulationsfähigkeit wieder in ihren natürlichen Grundzustand zurückgeführt werden.

Die ganzheitliche Methode der naturheilkundlichen Diagnose- und Therapieverfahren gründet sich auf die Unterstützung des natürlichen Heilungsprozesses: Die Heilung einer Krankheit wird in der Naturheilkunde als ein ganzheitlicher Prozess mit individuellem Signal- bzw. Symbolcharakter aufgefasst. Durch Informationen zum individuellen Lebensstil (Ernährungs- und Schlafgewohnheiten, Stress- oder Schadstoffbelastung u.v.a.m.), die der Patient an den Naturheilarzt weitergibt, kann er dazu beitragen, den eigenen Heilungsprozess zu verkürzen: vom Fragebogen über die Bereitschaft zur Lebensstiländerung bis hin zur regelmäßigen Wiederholung des Autonomietrainings – während der gesamten Therapie ist die Mitarbeit des Patienten wesentliche Voraussetzung für die Ausheilung der Krankheit.

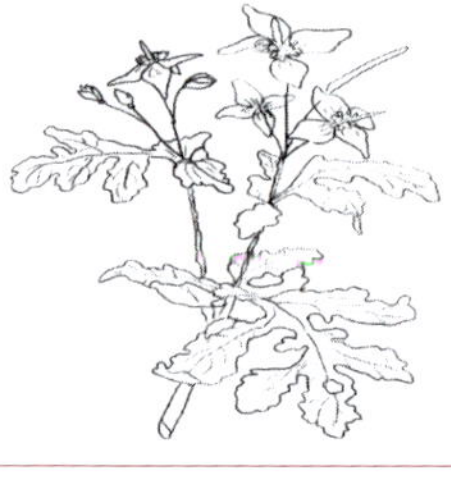

Abb. 9: Schöllkraut – Cheledonium

5.3. Auf welche Art Naturheilverfahren unterstützen

Am Anfang steht die Regulationsdiagnostik. Hierzu ist die Elektroakupunktur nach Voll (EAV) optimal geeignet, da sie gleichzeitig für Vorsorge und Therapiekonzept steht – sie liefert wertvolle Hinweise auf die Therapie. Wir arbeiten mit dieser Methode seit mehreren Jahren und konnten aufgrund ihrer Zuverlässigkeit schon vielen Patienten auf ihrem Weg zur Heilung weiterhelfen. Dies zeigen unsere Fallstudien. Mit dem Diagnoseverfahren der EAV können verlässliche Informationen über erkrankte Organe und sämtliche Vorbelastungen eingeholt werden. Im Anschluss an die EAV-Diagnose wird dann eine individuelle Therapie ausgearbeitet, wobei verschiedene Naturheilverfahren kombiniert werden können, um den bestmöglichen Heilungserfolg für den Patienten zu erzielen.

Die vielfältigen Therapien der Naturheilkunde verfolgen alle das gleiche Ziel: Die Regelkreise für die Selbstheilungskräfte des Körpers sollen angeregt werden. Naturheilverfahren sind im Grunde Regulationstherapien, mit deren Hilfe Fehlfunktionen des Organismus wieder normalisiert werden können. Dabei steigt oder fällt die Therapiesicherheit in Abhängigkeit von der Regulationsfähigkeit, oder umgekehrt: Wo eine Regulation noch möglich ist, da können die Naturheilverfahren auch greifen. Sie setzen auf verschiedene Wirkreize, die einerseits physikalisch aufgebaut werden, wie z.B. durch Bewegung, Kälte, Hitze oder Massage, andererseits indem Substanzen zugeführt werden, wie z.B. Nosoden, homöopathische, pflanzliche oder Nahrungsergänzungsmittel o.ä. Die Wirkungen der unterschiedlich provozierten Reize kommen der Gesamtregulation des Organismus zugute.

Therapiesicherheit

Bei den naturheilkundlichen Therapien gibt es kaum Nebenwirkungen. Es kann lediglich zu Erstverschlimmerungen kommen, die jedoch als positive Signale für die intakte Regulationsfähigkeit des Organismus zu deuten sind. Sie zeigen an, dass der Organismus auf die Therapie gut anspricht. Bei starken Reaktionen ist die Dosierung nach Absprache mit dem Naturheilarzt und in Abstimmung auf die individuelle Situation des Patienten nach unten hin zu korrigieren. Es kann vorkommen, dass es zu Beginn einer Therapie eventuell zu einem Leistungsabfall, verminderten Wohlbefinden o.ä. kommt, denn der Körper benötigt Energie zur Umstellung.

Bei chronischen Erkrankungen kann die mehrfach vorbelastete Regulationsfähigkeit wieder normalisiert werden, indem die Reize stärker angesetzt werden: z.B. durch eine stärkere Dosis von homöopathischen oder pflanzlichen Heilmitteln, über eine längere Fiebertherapie o.ä.. Die Reizstärke kann nur abhängig vom Stadium der Erkrankung festgesetzt werden, kurz: je schwächer die Regulationsfähigkeit, desto vorsichtiger und geringer die Reizstärke.

Viele funktionelle Störungen können mit Naturheilverfahren gut therapiert werden: Krankheiten, die auf Störungen des Immunsystems, Stoffwechselstörungen, Entzündungen und anderen Funktionsstörungen beruhen, haben sehr gute Aussichten auf einen Therapieerfolg. Bei anderen Krankheiten sind die Behandlungsmöglichkeiten durch Naturheilverfahren begrenzt: z.B. bei Arthrose in fortgeschrittenem Stadium oder bei bestimmten Stoffwechselstörungen (z.B. Jugendzuckerkrankheit bzw. Diabetes mellitus Typ I) – In diesen und ähnlichen Krankheitsfällen kann die Naturheilkunde unterstützend eingesetzt werden. Bei einer Arthrose (Abnutzung) findet sich meist auch eine Arthritis (Entzündung).

Das bessere Ziel....

Durch eine sinnvolle Kombination von naturheilkundlichen Therapien können sich die Wirkungen verstärken. Damit diese Wirkung auch in die richtige Richtung geht, ist die Kombination der geeigneten Therapieformen mit einem erfahrenen Naturheilarzt abzusprechen. Von gefährlichen Eigenexperimenten wird abgeraten. Die Mitarbeit des Patienten entscheidet über den Therapieerfolg. Seine Einsicht in die Notwendigkeit der Therapie, seine Bereitschaft zur Umstellung der Ernährung und anderer Gewohnheiten, sowie die Einnahme der Medikamente sind mitentscheidend.

6. Chronische Krankheiten und ihre Ursachen

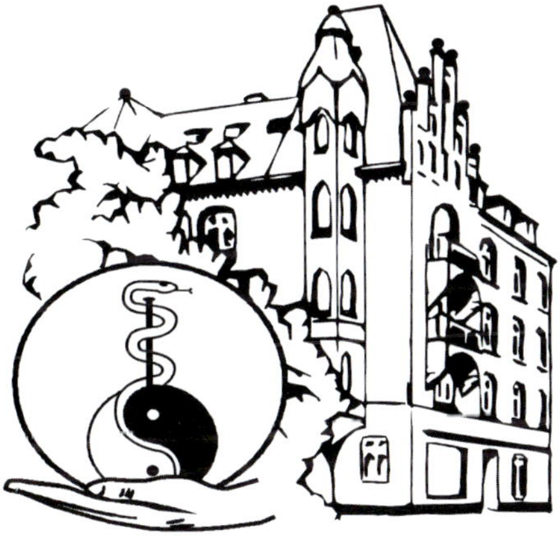

Chronische Krankheiten entstehen in den meisten Fällen durch eine langfristige Ansammlung von Giftstoffen im Körper, die nicht ausgeschieden werden und Körperorgane angreifen. Diese Organe werden von den Giftstoffen so gereizt, dass sie ihre Regulationsfunktionen nicht mehr wie gewohnt ausüben können. Da eine chronische Krankheit auf mehrfache Belastungen zurückzuführen ist, kann das Diagnoseverfahren Elektroakupunktur nach Voll (EAV) zur genauen Erfassung der chronischen Krankheitsursachen eingesetzt werden. Was durch schulmedizinische Untersuchungen oft nicht erkannt wird, kann mit der EAV detailliert analysiert werden: z.B. kranke Zähne (stumme Störfelder), Umweltbelastungen, psychische Belastungen oder/und Ernährungsfehler usw. Die Ursachen summieren sich zu einer Krankheit, oder mit anderen Worten: in der Summe wird der Mensch chronisch krank.

Belastungen des Immunsystems durch Zahnstörfelder im rechten Oberkiefer mit Organbeziehungen

Schneidezahn 11 Schneidezahn 12	⬭	Niere, Blase, Ohr, Stirnhöhle, Tonsilla phar.
Eckzahn 13	⬭	Leber, Galle, Auge, Sinus sphen. Tonilla pall., Hüfte, Knie
Vorbackenzähne 14, 15	□	Lunge, Dickdarm, Bronchien
Backenzähne 16, 17	□	Pankreas, Magen, Rachen, Kehlkopf, Kieferhöhle
Weisheitszahn 18	□	Herz, Zwölffingerdarm, Mittelohr Schulter, Ellenbogen, Nervensystem

Nach dem ganzheitlichen Ansatz können die Vorbelastungen des Immunsystems durch dauerhafte Infekte und Umweltgifte mittels EAV-Diagnose erfasst werden. Dabei werden die durch Entzündungen oder chronische Vergiftungen entstandenen Blockaden ermittelt, um von diesen Störungsfeldern aus den nachhaltigen Heilungsprozess einzuleiten. Umweltmedizinische Ursachen chronischer Krankheiten werden bei den EAV-Messungen ebenso berücksichtigt: Viele krankmachenden Substanzen wie Schwermetalle und Umweltgifte werden mit diagnostiziert, damit die Heilung optimal vonstatten geht.

6.1. Allergie, Asthma, Ekzem und Nahrungsmittelunverträglichkeiten

Über 30 Prozent aller Bundesbürger leidet heute unter allergischen Erkrankungen wie Neurodermitis, Heuschnupfen, Asthma, Nahrungsmittelunverträglichkeiten, Kontaktallergien, Unverträglichkeiten von Medikamenten oder „Trockenem Auge“. Anfang des 20.

Jahrhunderts gab es noch weniger als 1 Prozent Allergiker, was dafür spricht, dass eine Allergie keine angeborene Krankheit sein kann. Die EAV-Testung zeigt fünf bis fünfzehn erworbene Belastungen auf, die durchaus therapierbar sind. Allergien werden so oft heilbar. Schulmediziner verschreiben gewöhnlich Antiallergika und Kordison, die jedoch können nur kurzfristig helfen, weil die Ursachen unbehandelt bleiben.

„Chronisch krank durch Amalgam?"

Zu diesem Thema hat das ehemalige Institut für Naturheilverfahren in Marburg bereits im Oktober 1994 eine Studie veröffentlicht, bei der über 320 Personen mit folgendem Ergebnis auf ihre Allergiehäufigkeit und die Anzahl ihrer Amalgamfüllungen hin untersucht wurden: Die Allergiehäufigkeit war bei vorhandener Amalgambelastung tatsächlich größer. Unter den Testpersonen war besonders auffällig, dass diejenigen mit mehr als acht Amalgamfüllungen zu über 70% an Allergien erkrankten. Bei Personen mit nur 0-2 Füllungen fanden sich lediglich 10% Allergien.

Höhere Allergiegefährdung durch Amalgam

Die Allergieanamnese steht in Korrelation zur Zahl der Amalgamfüllungen. Es besteht ein signifikanter Unterschied, der auf Amalgam/Quecksilber als Allergieursache hinweist.

Auch In den Therapieberichten von Friese, Daunderer und Perger wird die Schwermetallbelastung durch Amalgam als Haupt- bzw. Mitursache für Allergien festgehalten.

In unserer Marburger Amalgamstudie I sind die Therapiemöglichkeiten bei Allergien ausführlich dargestellt worden. Die Marburger Amalgamstudie II zeigt, wie sich Allergien durch die Beseitigung der chronischen Belastungen bei über 2000 Patienten wesentlich gebessert haben.

Therapiemöglichkeiten bei Allergien

Als einleitende Therapiemaßnahme empfehlen wir den Ersatz der alten Amalgamfüllung durch eine andere palladiumfreie Zahnfüllung, um weiteren Allergien vorzubeugen: Eine hochgoldhaltige Edelmetallfüllung (75-90% Goldgehalt) gilt allgemein als die beste Alternative zu Amalgam. Andere empfehlenswerte Zahnfüllungen sind die Keramik- oder Glaskeramikfüllung, Zementfüllung sowie die Kunststofffüllung bzw. eine Füllung aus Kunststoff und Keramikpartikeln.

Zu weiteren Ursachen von Allergien zählen Umweltbelastungen oder infektiöse Vorbelastungen, Zahnherde, Darmdysbiosen u.v.a.m. Zur allgemeinen Allergietestung eignet sich das Diagnoseverfahren „Bioelektronische Funktionsdiagnostik". Die Elektroakupunktur nach Voll (EAV) eignet sich sehr gut zur genauen Diagnose von Allergien und ihren Ursachen: Zahlreiche chronische Belastungen aus Vorerkrankungen und Umweltbelastungen lassen sich damit erfassen, darüber hinaus kann mit Hilfe des anschließenden EAV-Medikamententests eine gezielte Nosoden- und Homöopathiebehandlung eingeleitet werden.

Ernährungsumstellung bei Allergien

Zur Therapie von Allergien gehört auch eine grundlegende Umstellung der Ernährung: Eine ausreichende Versorgung des Organismus mit Vitaminen (vor allem Vitamin A und Vitamin E), Mineralstoffen (vor allem Eisen, Magnesium, Iod, Kupfer und Zink) und Enzymen mobilisiert die eigenen Abwehrkräfte und stärkt das Immunsystem.

6.2. Cholesterin (Homocystein und Übergewicht)

Viele Patienten haben erhöhte Cholesterinwerte, weil die Leber- und Darmfunktionen bei ihnen chronisch gestört sind. Die Leber ist ein entscheidendes Entgiftungsorgan, folglich haben Diagnose und Therapie im Magen-Darm-Bereich anzusetzen. In den meisten Fällen wird über die Elektroakupunktur nach Voll (EAV) auch tatsächlich diese Diagnose ermittelt: Mykotoxine - schädliche Darmpilze, die in der Leber nicht mehr entsprechend verarbeitet werden können, sind in diesem Fall die verursachenden Faktoren der Cholesterinerhöhung.

Neben einer exakten Diagnose der Krankheitsursachen hat sich die Elektroakupunktur nach Voll (EAV) auch in der Medikamententestung bewährt: Dazu werden mit größter Sorgfalt zuerst die Substanzen zur mykotoxischen Therapie nach Art und Menge getestet. Dann werden aktuelle Informationen über den Belastungszustand bzw. die Belastbarkeit der inneren Organe eingeholt, damit die Behandlung vom Naturheilarzt möglichst individuell auf den hochsensiblen Magen-Darm-Bereich des Patienten abgestimmt werden kann.

In der Naturheilkunde können die Mykotoxine mit einer Darmkur, durch Zugabe bestimmter pflanzlicher Stoffe und Vitamine, therapiert werden. Bei erhöhtem Cholesterin haben sich zusätzlich der Einsatz von Omega-3-Fettsäuren und Artischocke sehr gut bewährt. Die Cholesterinwerte können mit einer Anti-Pilz-Diät gesenkt werden. Durch eine Ernährungsumstellung wird eine gesunde Darmflora aufgebaut, die eine wichtige Voraussetzung für die Stärkung des Immunsystems ist. Der Körper kann sich dann auf natürliche Weise entgiften: Dazu empfiehlt sich, dem Körper ausreichend Flüssigkeit zuzuführen, damit die Pilzgifte ausgeschwemmt werden können. Der Stuhlgang sollte täglich erfolgen. Der natürliche Entgiftungsprozess kann auch mit Vitamin- und Mineralstoffpräparaten unterstützt werden, wobei diese keine Zusatzstoffe enthalten und nicht aus Hefe oder Schimmelpilzen hergestellt sein dürfen.

Homocystein

Patienten mit einem erhöhten Arterioskleroserisiko wird eine regelmäßige Kontrolle des Homocysteinspiegels empfohlen. Dadurch können nicht nur Leistungsstörungen des Gehirns frühzeitig erkannt, sondern vor allem auch dem Risiko für Herzinfarkte vorgebeugt werden. In diesem Fall kann eine orthomolekulare Therapie zur Verbesserung des Vitaminstatus eingesetzt werden: Zum Ausgleich des Vitaminmangels ist Folsäure in Kombination mit den Vitaminen B6 und B12 empfehlenswert, die zusätzlich zur Nahrung zugeführt werden.

Übergewicht

Durch eine konsequente Ernährungsumstellung kann der Blutfettspiegel gesenkt werden. Die Vermeidung bzw. Reduzierung von Übergewicht hilft zusätzlich das Risiko des Bluthochdrucks zu vermindern. Cholesterinbewusstes Essen ist kalorienarm: Auf Süßigkeiten, süße Milchprodukte und Limonaden sollten alle Cholesterinpatienten eigenverantwortlich nach dem Prinzip der Ursachenvermeidung am besten verzichten. Ballaststoffreiche Ernährung fördert die Darmtätigkeit und trägt zu einem niedrigen Cholesterinspiegel bei.

Aculife Akupunkturpunktbehandlung

Patienten mit erhöhtem Cholesterin können zur Regulierung der Darmfunktionen zusätzlich mit Do it yourself-Geräten wie Aculife die Akupunkturpunkte stimulieren: Der Stoffwechsel lässt sich positiv beeinflussen, wenn ein spezieller Cholesterinpunkt täglich 15-20 Minuten durch die Magnetimpulse stimuliert wird.

6.3. Chronische Müdigkeit und Schlafstörungen

Aufgrund der modernen Mehrfachbelastung durch Arbeit, Familie und Freizeit scheinen Schlafdefizite bei vielen Menschen die Regel zu sein, die zu chronischer Müdigkeit bzw. Erschöpfung führen. Ein gesunder Körper setzt jedoch eine Mindestschlafzeit von sieben bis acht Stunden täglich voraus.

Chronische Müdigkeit bzw. Erschöpfung sowie Schlafstörungen werden oft durch ähnliche Faktoren verursacht, wie unsere Testungen mit der Elektroakupunktur nach Voll (EAV) ergeben haben: Der Körper ist chronisch müde und erschöpft, weil das Nervensystem überlastet ist, Leber, Nieren und Darm chronisch belastet sind, er durch Schmerzen an den Gelenken und Muskeln überbeansprucht ist oder/und das Hormonsystem gestört ist. Hinzu kommen Umweltbelastungen und Nahrungsmittelunverträglichkeiten, denen der Körper heute mehr denn je ausgesetzt ist.

Eine allgemeine Überreizung mit Einschlaf- und Durchschlafstörungen ist die Folge eines belastenden Nervensystems. Über den EAV-Test finden sich oft Viren, Bakterientoxine, Umweltgifte und Mangelzustände, während seelische Überlastungen und die Stressfaktoren mit dem Quantec-Test ermittelt werden können. Wenn Belastung des Nervensystems als dominante Krankheitsursache diagnostiziert wird, dann ist eine kombinierte Therapie mit Nosoden, homöopathischen und pflanzlichen Mitteln sowie orthomolekularen Substanzen angemessen.

Ist die chronische Müdigkeit hauptsächlich durch Leberbelastung bedingt, zeigt sich das bei der EAV Testung durch auffällige Leberwerte. Dann kann eine Therapie mit pflanzlichen Mitteln helfen. Dabei gilt die Behandlung vor allem den Auslösern, die laut EAV-

Tests von Viren und Bakterien über Parasiten und Pilze bis hin zu chemischen Giften reichen. Die pflanzliche Therapie mit Multiplasan Mineralstoffkomplex 17 der Firma Plantatract ist meist gut verträglich und hat sich erfahrungsgemäß bewährt. Die Leber-Laborwerte im Blut sind dabei oft unauffällig, wobei eine Fettleber im Ultraschall dabei häufig erkennbar ist.

Unterschwellige, subchronische Infekte mit Cytomegalievirus, EBV und Bacterium Proteus sind in diesem Zusammenhang häufig und werden mit Nosoden gezielt behandelt.

Chronische Müdigkeit kann auch mit Nierenbelastungen zusammenhängen. Nächtliches Wasserlassen (Nykturie), Haarausfall, Bluthochdruck, Ängsten oder Ödemen (Gewebewassersucht) deuten darauf hin. Eine pflanzliche Therapie ist auch hier angesagt: Bei chronischen Nierenbelastungen behandeln wir nach der Medikamententestung häufig mit Multiplasan Mineralstoffkomplex 33 von Plantatract und können damit gute Erfahrungswerte vorweisen. Neben Schwermetallen sind Streptokokken- Resttoxine häufig.

Wenn chronische Müdigkeit auf Nahrungsmittelunverträglichkeiten beruht, dann zeigen sich bei den Erwachsenen oft zusätzlich Hautekzeme, Blähungen oder das Trockene Auge, bei Kindern auch Hyperaktivität. Dafür setzen wir regelmäßig die Okoubaka-Kur ein, behandeln vorhandene Darmpilze und gleichen den Zinkmangel aus.

Nur in seltenen Fällen können hormonelle Störungen wie z.B. Schilddrüsenüberfunktion oder Menstruationsbeschwerden den Körper so überbeanspruchen, dass er chronisch müde oder erschöpft wird. Für solche Ausnahmefälle zeigt sich die Messung mit der Elektroakupunktur nach Voll (EAV) als besonders geeignet, weil sie eine individuelle Bestimmung der naturheilkundlichen Therapie zulässt und die zur Behandlung geeigneten Substanzen anzeigt.

Bei Apnoe-Syndrom als Ursache für Müdigkeit kann zusätzlich ein Therapieversuch mit Airnergy durchgeführt werden.

Leichtere Formen von Herz-Kreislaufschwäche oder Blutmangel lassen sich ebenfalls naturheilkundlich gut behandeln.

Die Vorteile der EAV-Messung gelten auch für alle anderen Ursachen der chronischen Müdigkeit, welche einer individuellen Therapie zugänglich sind. Bei Umweltbelastung, Darmdysbiose oder Gelenkschmerzen usw. ist es unzulässig, Erfahrungen zu verallgemeinern bzw. allgemeingültige Medikamentenempfehlungen abzugeben, da persönliche und soziale Faktoren hinzukommen.

6.4. Depression

Viele erwachsene Menschen erleben mehrere depressive Phasen in Form von Lebenskrisen, die mal kürzer, mal intensiver sind. Depressionen zählen heute zu den häufigsten chronischen Erkrankungen. Vor allem in der Großstadt lebende Menschen leiden daran. Depressionen machen sich meistens durch Niedergeschlagenheit, Antriebsschwäche, Schlafstörungen, Apathie, Schuldgefühle und pessimistischem Denken u.v.a.m. bemerkbar, wobei die psychischen Symptome oft von körperlichen Beschwerden begleitet werden. Eine depressive Stimmungsschwankung kann mit ärztlicher Hilfe innerhalb von sechs bis acht Wochen wieder verschwinden.

Oft hat eine Depression mehrere Ursachen. Diese können von seelischer Überlastung, Schock, Traumata und emotionalem Stress über chronische Organschäden – meistens sind Leber und Darm belastet –

bis zu hormonellen Umstellungen reichen. In falscher Lebens- und Ernährungsweise finden sich weitere Ursachen für eine depressive Erkrankung. Vitalstoffarme Kost, Bewegungsarmut oder Störungen innerhalb des persönlichen Lebensentwurfs können weitere Faktoren sein. Es ist auch möglich, dass eine Depression chemisch hervorgerufen wird bzw. als Nebenwirkung infolge der regelmäßigen Einnahme von Antibabypillen, Kordison oder Blutdruckmittel auftritt.

Die möglichen Ursachen der Depression können mit Hilfe der Elektroakupunktur nach Voll (EAV) getestet werden. Nach dem EAV-Basistest führt der Arzt ein längeres Gespräch mit dem Patienten, um auf seine aktuelle Lebenssituation einzugehen und gemeinsam mit ihm eine weitere persönliche Ursachendiagnose vorzunehmen. Bei Depressionen finden sich zusätzlich Störungen an den sogenannten Ausleitungssorganen: Nieren, Leber und Darm. Auch die Regulation von Herz und Nervensystem kann gestört sein.

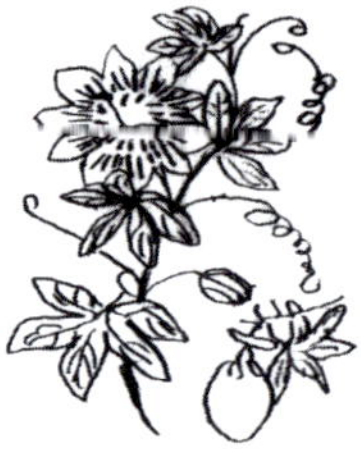

Abb. 10 : Passionsblume

Endogene oder exogene Ursachen der Depression

Je nach Ursache unterscheidet man zwischen endogener oder exogener Depression. Bei den endogenen Formen sind keine äußeren Ursachen erkennbar: Eine endogene Depression, die nach wissenschaftlichen Untersuchungen oft über eine Generation vererbt wird, kann von heute auf morgen kommen und wieder gehen. Behandlungen endogener Depressionen verlaufen meistens langwierig und können in schweren Fällen nur mit Hilfe von chemischen Antidepressiva erfolgen. Homöopathische Einzelmittel in Hochpotenz können auch hier unterstützend wirken.

Bei exogener Depression lassen sich äußere Lebensumstände finden, die z.B. auf Enttäuschungen, Kränkungen oder Misserfolge zurückgeführt werden können. Leichte Depressionen exogener Art verschwinden, wenn der Patient die äußeren Ursachen verarbeitet anstatt sie zu verdrängen.

„Erkenne die Ursache der Krankheit“

„... und ihre Chance“, so kann man den Kernsatz der Naturheilkunde ergänzen und ihren ganzheitlichen Ansatz damit betonen. Der Naturheilarzt bemüht sich darum, dem Patienten wieder zu seinem Gleichgewicht zurück zu verhelfen, damit er die Depression aus eigener Kraft überwindet. Nur der Patient selbst kann die Chance, die in seiner Depression liegt, erkennen, was mit einer Reifung der Persönlichkeit verbunden ist. Der Arzt unterstützt ihn begleitend solange, bis der Patient den Schlüssel zu seinen Selbstheilungskräften wieder findet.

Nach dem ganzheitlichen Ansatz der Naturheilkunde besteht beim gesunden Menschen eine Harmonie zwischen Körper, Geist und Seele. Wenn der harmonische Dreiklang von Körper-Geist-Seele jedoch an einer Stelle gestört ist, kann von Gesundheit keine Rede mehr sein. Zwischen Körper, Geist und Seele bestehen Wechselwirkungen, welche bei allen Krankheiten, besonders aber bei einer Depression, zum Tragen kommen. Depressionen entstehen im Verlauf körperlicher Störungen, aufgrund von starken seelischen

Belastungen oder auch durch eine Überforderung des Geistes und sind oft verbunden mit Schlafstörungen und Konzentrationsproblemen.

In vielen Fällen kann die Depression als eine Lebenskrise aufgefasst werden, die zu einem Überdenken der bisherigen persönlichen Lebensinhalte herausfordert. Wenn die Depression bzw. die Lebenskrise als positives Signal erkannt werden kann, liegt in der Neuorientierung durchaus eine große Chance.

Kombiniertes Therapieprogramm bei Depressionen

Unter den Heilpflanzen ist besonders das Johanniskraut hervorzuheben, das sich als Hauptmittel zur Behandlung von Depressionen traditionell bewährt hat. Es ist allgemein bekannt, dass Johanniskraut stimmungsaufhellende Substanzen beinhaltet und - im Gegensatz zu chemischen Antidepressiva - nicht zur Abhängigkeit führt. Bei Nervosität, Schlafstörungen und Kopfschmerzen wird Baldrian mit seiner beruhigenden, krampflindernden und blutdrucksenkenden Wirkung eingesetzt sowie als Mittel zur Konzentrationssteigerung. Je nach individuellem Verlauf einer Depression können auch homöopathische Mittel mit antidepressiven Wirkungen eingesetzt werden. Bei Depressionen sind kombinierte Therapien sinnvoll: Eine Bewegungstherapie wirkt in vielen Fällen antidepressiv und ist als ergänzende Maßnahme zu Naturheilverfahren auf jeden Fall empfehlenswert. Ob eine Ernährungs- oder Entgiftungstherapie notwendig ist, welche pflanzliche oder homöopathische Mittel angezeigt sind oder welche Vitamine und Mineralstoffe therapeutisch ergänzend eingesetzt werden können, wird mit der Elektroakupunktur nach Voll (EAV) individuell ausgetestet. Weiter kann über das EAV-Testverfahren auch die richtige Mischung der Bach-Blüten ermittelt werden, um die in der Depression geschwächte Vitalität des gesamten Körperhaushalts optimal auszugleichen.

Zur ganzheitlichen Stärkung der Vitalität bieten wir unter anderem Gesprächstherapien mit Lösungs- und Affirmationsansätzen sowie regelmäßige Austestungen mit Quantec an. Neben ärztlich betreuten Therapien stehen in unserem Haus folgende Therapiegeräte zur Selbstbehandlung bereit, die gegen eine Gebühr von unseren Patienten auch für den Hausgebrauch ausgeliehen werden können: Aculife Akupunktur, chinesische Energielampe, Bewegungstherapie.

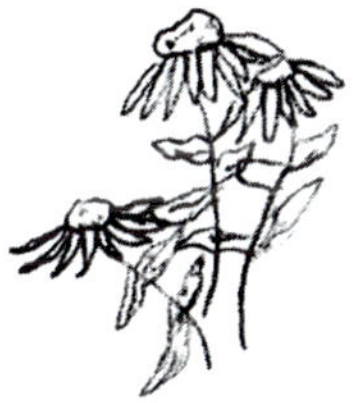

Abb.11: Arnika

6.5. Gelenkschmerzen und Rheuma

Schmerzen, Schwellungen und Rötungen eines oder mehrerer Gelenke können Symptome von Rheuma sein. Sie werden von Schulmedizinern oft verkannt. Fehldiagnosen wie z.B. Alterserscheinung, Erbkrankheit, Hypochondrie oder psychische Beschwerden können eine Behandlung langwieriger gestalten, da sie zu spät oder erst im letzten Moment beginnt. Aufgrund der weiter bestehenden Knorpelschädigung können in Folge Komplikationen in Form von vorzeitigen Gelenkabnutzungen und -versteifungen hinzukommen. Eine Gelenkoperation ist riskant, weil sich eine chronische Arthritis anschließen kann. So wird man zum Dauerpatienten, obwohl die Krankheit doch „nur" mit anfangs schwachen Gelenkschmerzen begonnen hat.

Meistens sind subchronische Infektionen die Ursachen von Gelenksentzündungen und werden nicht als Symptome erkannt, weil die Erreger-Toxine aus symptomarmen Entzündungsherden in die Gelenke verschleppt werden. In einem fortgeschrittenen Stadium können diese Erreger aus den Störfeldern gestreut werden und gefährliche Herz- und Nierenschäden verursachen.

Bei Gelenkschmerzen und Rheuma sollte eine zusätzliche naturheilkundliche Behandlung durchgeführt werden. Eine dauerhafte Besserung ist mit Hilfe der Naturheilverfahren möglich, wenn Gelenkschmerzen und Rheuma mit einer individuell verordneten Homöopathie, Nosoden, Pflanzenheiltherapie (z.B. mit Arnika,), Fiebertherapie, orthomolekularer Therapie (Zugabe von Vitaminen und Spurenelementen), Akupunktur oder/und Umweltmedizin behandelt werden. In beiden Fällen ist ein kombiniertes Therapieprogramm empfehlenswert: Ernährungstherapie (vor allem Rohkost-Diät) und Bewegungstherapie sind unterstützende Maßnahmen, die zur Erhaltung der Beweglichkeit und Vitalität des gesamten Körperhaushalts beitragen können. Die notwendige Entsäuerungstherapie wird in Punkt 4.6. beschrieben.

Bei Rheuma sind die Ursachen aus Sicht der Schulmedizin noch nicht endgültig geklärt. Chronische Überlastung und multifaktorielle Verschlackung der Gewebe werden als mögliche Ursachen durch die EAV- Testung festgestellt. Diese Überreizungen können unbehandelt bis zu AutoImmun- Erkrankungen führen.

Unsere Studien in Marburg zeigten die Möglichkeiten der Behandlung chronisch kranker Gelenk-Patienten mit unklarer Ursache. Die genauen EAV-Diagnosen und Quantec-Analysen sind die Basis für die Therapie. Wie die Auswertung unserer Fallstudie zu Gelenkschmerzen zeigt, hat die Entgiftungskur ebenso wie die klassische Akupunktur gute Chancen, Patienten langfristig zu helfen. (siehe Punkt 8)

6.6. Haarausfall

Wachstum und der Aufbau der Haarstruktur sind von einer ausreichenden Versorgung mit Vitaminen abhängig. So kann Haarausfall z.B. durch eine Vitamin-B-Unterversorgung (und Zink) verursacht sein. Durch einen Mangel von Vitamin A, Beta-Karotin oder Vitamin B5 können die Haare nicht nur stumpf und brüchig werden, sondern verlieren auch ihren Glanz. Vitamin C regt das Wachstum der Haare an und Vitamin B5 ist wichtig, weil es Wasser in den Haaren bindet, so dass sie nicht brüchig werden und ihren natürlichen Glanz behalten. Zinkmangel liegt bei unseren Messungen häufig vor, Biotin (Vitamin H) fehlt relativ selten.

Unser Interesse gilt vor allem den Ursachen des Haarausfalls. Deswegen haben wir in den letzten Jahren eine Fallstudie durchgeführt. Daran nahmen über 200 Patientinnen teil, die leichten, schwer diffusen oder kreisrunden Haarausfall hatten. Mit Hilfe unseres computergestützten Diagnosesystems, der Elektroakupunktur nach Voll (EAV) haben wir über einen bestimmten Akupunkturpunkt für Haarausfall (Niere 1d) die Ursachenkombinationen für diese Erkrankung untersucht und kamen zu überraschenden Ergebnissen: Es wurden hierbei häufig subchronische und toxische Nierenbelastungen z.B. durch Bakterien, Viren und Schwermetalle festgestellt, die jedoch symptomarm sind und infolgedessen von den

Laborwerten nicht erfasst werden. Weitere Auffälligkeiten waren chemische Gifte sowie Schwermetallbelastungen. Selten wurde Haarausfall durch Hormonstörungen hervorgerufen. Dann sollten nur natürliche Hormone wie die aus der Yamswurzel eingesetzt werden. Darüber hinaus waren häufig Vitaminunterversorgung und Spurenelementemangel beteiligt.

Bei hormonellen Störungen mit Haarausfall sollten pflanzlichen Mittel eingesetzt werden. Bei Vitamin- und Spurenelementemangel als Ursachen für Haarausfall kommt die orthomolekulare Therapie zum Zug: einerseits die Versorgung mit B-Vitaminen über Vitaminpräparate, andererseits Zink und Selen über Mineralstoffpräparate. Zur Basistherapie ist eine zusätzliche Ernährungsumstellung auf vitamin- und rohstoffreiche Kost empfehlenswert. Durch subchronische bakterielle und virale Nierenbelastungen, chemische Gifte und Schwermetallbelastungen verursachter Haarausfall lässt sich mit Hilfe einer Entgiftungstherapie behandeln. Die langfristige Ursachenvermeidung gehört ebenso zum naturheilkundlichen Therapieprogramm, das nach einer individuellen Verordnung kombiniert wird und nach mehreren Wochen schon zu einer wesentlichen Besserung oder Heilung des Haarwuchses bzw. Haarnachwuchses führen kann.

Bei totalem Haarausfall ist die Bereitschaft zur mehrmonatigen Zusammenarbeit von Seiten der PatientInnen notwendig: Auch in solchen Fällen besteht Anlass zum Optimismus, wie wir aus Erfahrung wissen und wie es unsere Fallstudie zeigt.

6.7. Herpes simplex - Lippenherpes, Herpes zoster

Die chronischen Herpes-Lippenbläschen treten meist mit anderen Infekten, bei Stress oder Sonneneinstrahlung auf. An der Lippe lassen sie sich erfolgreich chemisch unterdrücken, wenn rechtzeitig mit der

Therapie begonnen wird. Als subchronischer Infekt „lauern" sie ständig im Nervensystem. Bei Erkrankungen im Nasenbereich treten stärkere Beschwerden auf. Selten befallen sie auch innere Organe wie Leber und Gehirn. Ein schwerwiegender Fall war eine 55-jährige Patientin, die seit sieben Jahren immer wieder Herpesinfekte der Hornhaut des linken Auges mit stärksten Schmerzen durchmachte. Bettruhe und Kordisonsalbe alle 14 Tage war von Nöten. Die Nosodentherapie mit Herpes simplex (als Globuli und in Ampullen) sowie mit Begleitmitteln zog sich über neun Monate ungewöhnlich lange hin. Seit fünf Jahren besteht bei ihr jetzt allerdings Beschwerdefreiheit von dieser „unheilbaren" Krankheit.

Gürtelrose wird durch einen zweiten Infekt mit dem Windpocken-Varizellenvirus (Herpes zoster) verursacht. Bei vielen Patienten entwickeln sich in Folge chronische Restbeschwerden. Häufig ließen sich diese mit Nosoden und homöopathischer Begleitung bessern.

6.8. Herzrhythmusstörungen / Kreislaufschwäche

Das Verfahren zur Aufzeichnung der Herzströme bzw. die Elektrokardiographie (EKG) oder die Pulsmessung sind schulmedizinische Diagnoseverfahren, die über die Art der Herzrhythmusstörung Aufschluss geben, jedoch keine Informationen zur eigentlichen Ursache bzw. Ursachenkombination liefern.

Die Elektroakupunktur nach Voll (EAV) stellt die Ausgangsbasis unserer naturheilkundlichen Diagnosen dar, womit wir insgesamt 1200 Akupunkturpunkte des Körpers messen und dabei auch jedes Organ einzeln untersuchen können, und zwar detailliert nach dem Grad der Belastung sowie der Ursache der Erkrankungen. Bei Herzrhythmusstörungen wird die EAV-Messung an einem speziellen Messpunkt des Herzmeridians dem „plexus cardiacus" angesetzt. Dieser Nerv steuert vom Gehirn aus die Herzschläge, von wo aus er auch - über das Herz – mit den einzelnen Zellen verbunden ist. Demnach ist dieser Herznerv ebenso gestört, wenn eine Herzrhythmusstörung vorliegt. Bei einer Herzrhythmusstörung liegen die EAV-Messwerte zwischen 70-90 Mikroampere und es zeigt sich die Instabilität des Messwertes in Form des Zeigerabfalls (Minuspunkte), während bei einem gesunden Menschen mit normalem Herzrhythmus zwischen 50-70 Mikroampere auf der Skala des EAV-Messgeräts angezeigt werden.

Ein belasteter Herznerv macht sich über Herzrhythmusstörungen bemerkbar und unterliegt einer Vielzahl von Störfaktoren. Die Hauptstörfaktoren, die in der Summe den Herznerven chronisch schädigen können, sind Grippeviren wie „Coxsackie", die Bakterientoxine wie„Streptococcen", weitere subchronische Infekte und chemische Belastungen: Nach unseren Untersuchungen stellen die Coxsackie"-Grippeviren die häufigste Belastung des Herznervs dar. Nach dieser Virengruppe kommen die Toxine der „Streptococcen"-Bakterien, die das Herz indirekt sehr stark schädigen können. Sie befallen zunächst andere Organe, wie z.B. Nasennebenhöhlen, Mandeln oder die Niere, von wo aus sie dann latent eine Erkrankung auslösen, die wiederum zu dauernden Herznervstörungen führt. Einerseits sind Streptococceninfekte so symptomarm, dass der Patient davon kaum etwas bemerken kann, andererseits sind Streptococcen so resistent, dass sie selbst bei einer Einnahme von Antibiotika nur in den seltensten Fällen ganz verschwinden. Streptococceninfekte sind für die Herzrhythmusstörungen im Körper mitverantwortlich, wie wir auch bei 80% der Bluthochdruckpatienten feststellen konnten. Weitere Infekte, die Herzrhythmusstörungen mit verursachen können, sind der Herpes-Simplex-Virus, die Borrelientoxine und der „Eppstein-Barr"-Virus u.v.a.m., die in einer hohen Konzentration für das Herz und den Organismus insgesamt sehr gefährlich werden können. Auch chemische Belastungen durch Holzschutzmittel, Weichmacher aus Kunststoffen, Ölfarben usw. können Herzrhythmusstörungen mit auslösen.

Nebenfaktoren für Herzleiden sind Narbenfelder, psychische Belastungen sowie Stress, die im Zusammenspiel mit bis zu 15 anderen Belastungen ebenfalls eine ernsthafte Störung des Herznervs bewirken. Darüber hinaus sind Darm- oder Gelenkerkrankungen zu nennen, die sich indirekt schädigend auf den ganzen Körper ausüben und seine Genesung behindern.

In der Naturheilkunde gibt es für Herzrhythmusstörungen sehr gute Therapiemöglichkeiten: Viröse oder bakterielle Herznervbelastungen - aufgrund von „Coxsackie"-Viren, „Streptococcen"-Bakterien und weiteren Infekten - können naturheilkundlich ausgeheilt werden, wenn der Patient sich einer Art „homöopathischer Impfung" bzw. der Nosoden-Therapie (vgl. Kapitel 4.2.) unterzieht. Wenn die Herznervbelastung z.B. auf „Streptococcen" zurückzuführen ist, dann wird von den „Streptococcen" eine Verdünnung im Verhältnis 1:10 000 = D4 hergestellt, die dem Patienten in Tablettenform täglich zugeführt wird. Mit einer Nosoden-Therapie, die in der Regel sechs bis zwölf Wochen dauert, wird der Körper zu einer Antikörperbildung – in diesem Fall gegen Bakterien, in einem anderen Fall gegen Viren – mobilisiert: Antikörper sind in der Lage, die Infektion zu beseitigen. Durch die aktivierten Selbstheilungskräfte kann der Körper sich also selbst entgiften.

Bei einer starken Schädigung des Herzens kann die Nosoden-Therapie noch zusätzlich durch die Verabreichung von pflanzlichen Mitteln unterstützt werden. Zur Stärkung des Herzens setzen wir oft das organstärkende Medikament „Plexus cardiacus" von der Firma

Wala, „Strophantin" oder Weißdorn (Crategus) ein. Grundsätzlich sind Darmsanierungen bzw. Entsäuerungstherapien zu empfehlen, um indirekte Belastungen bei Herzpatienten auszuschließen. Zu einer erfolgreichen Ausheilung von Herzrhythmusstörungen vermag außerdem die orthomolekulare Therapie wesentlich beizutragen: Das Immunsystem kann durch die Versorgung mit orthomolekularen Substanzen, vor allem mit Spurenelementen (z.B. Zink, Selen oder B-Komplexe) genügend gestärkt werden, um sich den Belastungen im Körper zu widersetzen.

Aussichten auf Therapieerfolge

Mit der Nosoden-Therapie bzw. der „homöopathischen Impfung" haben wir bei unseren Patienten mit Herzrhythmusstörungen überraschend gute Erfolge erzielen können: In über 80% der Fälle konnten die Patienten nach sechs bis neun Monaten dauerhaft ausgeheilt werden. Darunter waren sogar Patienten mit Herzrhythmusstörungen, die bereits über fünf bis zehn Jahre andauerten. Oft kamen die Patienten aus ganz anderen Gründen und teils von weit her zu uns. Nach einer positiven EAV-Diagnose, die in unserem Haus gründlich durchgeführt wird, setzten wir die „Nosoden-Therapie" mit guten Erfolgen ein.

Abschließend ist zu sagen, dass viele Menschen eine ganze Reihe von Erkrankungen in sich tragen, ohne etwas zu bemerken. Deswegen finden wir es für unsere Patienten umso wichtiger, durch eine gründlichen Untersuchung der Elektroakupunktur nach Voll (EAV) möglichst alle Belastungsfaktoren, welche sich im Laufe der Jahre angesammelt haben, zu erkennen und anschließend zu beseitigen. Dabei geht es in erster Linie darum, das Immunsystem insgesamt zu entlasten.

6.9. Hormonstörungen und Kinderlosigkeit

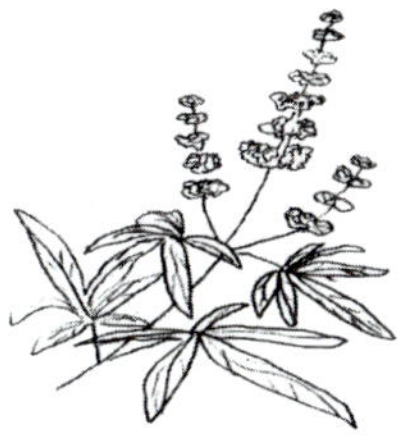

Abb. 12: Agnus castus- Mönchspfeffer

Die verschiedenen Veränderungen des weiblichen Zyklus treten in allen Altersstufen auf und reichen bis hin zu den Wechseljahren nach der Menopause. Bei hormonellen Menstruationsstörungen treten Beschwerden meistens etwa 10 Tage vor Beginn der Blutung auf: Schmerzhaft gespannte Brüste, Völlegefühl, Verstopfung, Kopfschmerzen, Berührungsempfindlichkeit, Nervosität und Depressionen zählen zu den häufigsten Begleitsymptomen. Neben psychischen Belastungsfaktoren lassen sich über die naturheilkundliche Diagnostik oft auch Belastungen durch Schwermetalle sowie Vorbelastungen durch Viren, Bakterien-, Pilz- und Parasitentoxine auffinden, welche durch Nosoden gezielt ausgeleitet werden können. Im Übrigen lassen sich auch Zysten der Eierstöcke oder der Brust mit der Nosodentherapie behandeln. Zusätzlich können zur Schmerzlinderung pflanzliche und homöopathische Mittel sowie organstärkende Substanzen, die einzeln ausgetestet werden, als begleitende Therapiemaßnahme eingesetzt werden. Hierbei haben sich z.B. „Agnus castus" oder „Cimicifüga" als pflanzliche und homöopathische Heilmittel bewährt. Zur Organstärkung sind z.B. die Substanzen „Ovarium" oder „Thymus" empfehlenswert.

Bei der EAV-Diagnose wird der Vitamin- und Mineralstatus mit erhoben: Wird z.B. Magnesium-Mangel festgestellt, dann kann gleich ein entsprechender Ausgleich eingeleitet werden, um die schmerzhaften Blutungen zu lindern. Überhaupt sind die genauen EAV-Diagnosen grundlegend für die Entgiftungstherapien bei hormonell bedingten Menstruationsstörungen. Diese lassen sich dann mit Hilfe der Phytotherapie bzw. Pflanzenheilkunde, der orthomolekularen Therapie oder Nosodentherapie behandeln. Mönchspfeffer als pflanzliches Heilmittel wird oft zum Ausgleich einer Gelbkörperunausgewogenheit eingesetzt.

Eine zusätzliche Verordnung von Vitaminen wie z.B. Vitamin B6 (Pyridoxin) oder Folsäure sowie Zink-Mineralstoffe, die für die Produktion von Bauchspeicheldrüsen- sowie Sexualhormonen wichtig sind, kann die Ausleitung von Schwermetallen wie z.B. Quecksilber, Arsen, Hopfen, Blei oder Cadmium unterstützen.

Mit Nosoden ist eine gezielte Behandlung chronischer Belastungen möglich, so können z.B. Chlamydien an den Eierstöcken mit Chlamydia D4 behoben werden. Darüber hinaus können die gesamten Belastungskomplexe mit Hilfe von homöopathischen Mitteln gestützt und reguliert werden: Bei sehr starken Blutungen werden Calcium Carbonicum D6 und D12 und bei großer körperlicher Anspannung, Überlastung des Nervensystems und unregelmäßigen Blutungen Cimicifuga D4 und D6 getestet und eingesetzt.

Kinderlosigkeit

Damit ein Kinderwunsch nicht unerfüllt bleiben muss, kann das Hormonsystem mit Hilfe von naturheilkundlichen Therapien umgestellt werden: mit der Homöopathie und vor allem durch die

Entfernung von Umweltgiften, wie wissenschaftliche Studien (vgl. Studien der Cartens-Stiftung) belegen.

Schilddrüsenerkrankungen
Erkrankungen der Schilddrüse zeigen sich oft durch eine Hormonstörung: Bei einem Kropf (Struma), einer Überfunktion (Hyperhtyreose) oder der Autoimmunkrankheit (Hashimoto-Thyreoditis) zeigen die EAV-Testungen oder Quantec-Analysen häufig chronische Belastungen durch Viren und andere Störfaktoren sowie Mineralstoffmangelzustände (Jod, Zink oder Selen) an. Sie werden am Akupunkturpunkt der Schilddrüse individuell ausgetestet. Ist die Zellzerstörung durch Autoantikörper schon weit fortgeschritten, dann verbleibt ein Hormonmangel, der sich jedoch gut ausgleichen lässt. Diese Medikamente verursachen kaum Nebenwirkungen. Langfristig können sich hier Verbesserungen einstellen.

Hormonstörungen beim Mann
Hormonmangelzustände finden sich bei Männern bis zum 50. Lebensjahr eher selten, aber bei beruflicher Überlastung und chronischer Vergiftung können sie durchaus eintreten. Dabei beruhen Libidoverlust und/oder Erektionsstörungen meistens nicht auf den Störungen der Hormonproduktion, sondern vielmehr auf den lokalen Belastungen der Prostata, den Harnwegen, dem Lymphsystem und den Blutgefäßen, die mit Nosoden und pflanzlichen Heilmitteln behandelt werden können.

Die Ursachen der Hormonstörungen können mit Hilfe der EAV gemessen werden, um gezielte Naturheilverfahren zur Verbesserung der Hormonwerte einzusetzen und die Beschwerden damit erfolgreich zu beheben.

Prostata-Erkrankungen

Mit einer zunehmenden Vergrößerung der Prostata durch gutartige Adenome oder Prostata-Karzinom finden sich im Harnwegsystem oft unterschwellige Belastungen durch Bakterien, Pilze oder andere Störfaktoren: z.B. Chlamydien, Candida oder „Mucor racemosus"-Pilze. Bei solchen Erkrankungen der Prostata kann die Nosodentherapie in Kombination mit Organpräparaten eingesetzt werden, wobei auch pflanzliche Mittel, wie z.B. Sägepalme oder Homöopathika, meist in niedrigen Potenzstufen als zusätzliche Heilmittel angewendet werden können.

Bei Tumorverdacht oder Tumor sollte grundsätzlich die ECT, also die Elektro Carcinom-Therapie bzw. Galvano-Therapie (mehr dazu im Kapitel 7.2.) berücksichtigt werden, die hier erfreulich gut anschlagen kann. Ergänzende schulmedizinische Kontrolluntersuchungen sind – so wie bei fast allen Erkankungen auch – dringend anzuraten.

6.10. Inkontinenz- Harnträufeln, Nykturie – nächtlicher Harndrang und Bettnässen

Menschen, die keine Urinkontrolle haben wird Unsicherheit zum ständigen Begleiter. Das Problem des Harnträufelns oder Bettnässens wird in der medizinischen Fachsprache unter „Inkontinenz" zusammengefasst, womit die chronische Krankheit gemeint ist. Nieren- und Blasenschwäche, die mit einem geschwächten Immunsystem zusammenhängen, führen zu einem unkontrolliertem Harnträufeln bzw. zur Inkontinenz. Ein Sonderfall der Inkontinenz ist die „Nykturie", womit das nächtliche Wasserlassen gemeint ist, das bei Kindern wie bei Erwachsenen auftreten und verschiedene Ursachen haben kann. Auch bei der Diagnostik von Inkontinenz und Nykturie muss man von mehreren Störungen und Belastungen ausgehen: Neben subchronischen Infektionskrankheiten, die auf Viren, Bakterien, Parasiten oder

Pilzen beruhen, können Umweltgifte, Allergien, Nahrungsunverträglichkeit sowie psychischer oder/und körperlicher Stress die Ursachen sein.

Naturheilärzte gehen davon aus, dass eine Krankheit nicht unbedingt am Ort des Geschehens eine Störung hinterlassen muss und Beschwerden sich über erkrankte Organe bemerkbar machen, während Schulmediziner keinen Zusammenhang zwischen der Grundkrankheit und den Organerkrankungen erkennen und die belasteten Organe wegen fehlender Auffälligkeiten bei den Laborwerten (Nieren) deshalb auch nicht behandeln.

In Diagnostik und Therapie setzen die Naturheilverfahren anders an: Bei der Inkontinenz finden sich über die Diagnose mit der Elektroakupunktur (EAV) am Nieren- oder Blasenpunkt schwere Infekte und bei der Nykturie oft unterschwellige leichte Infekte, die mit anderen Belastungsfaktoren wie z.B. Pilze, Viren, Bakterien und Parasiten oder andere Toxine (Restgifte) zusammenhängen. Mit Nosoden, homöopathischen Begleitmitteln, Enzymen, Organpräparaten und oft auch Zink können diese überraschend gut behandelt werden.

6.11. Chronische Krankheiten bei Kinder

Bei Kindern haben chronische Erkrankungen in den letzten Jahren explosionsartig zugenommen. Sie reichen von Neurodermitis und anderen Hautkrankheiten über chronische Infekte und Allergien bis hin zu Erkrankungen der Nasennebenhöhlen, Mandeln und Bronchien. Kinderkrankheiten werden mitunter durch Zinkmangel verursacht, der sich über entsprechende Zinkpräparate ausgleichen lässt. Zink ist ein lebenswichtiges Spurenelement, da es Schwermetalle bindet und das Immunsystem anregt.

In den letzten sieben Jahren haben wir 240 EAV-Testungen bei Kindern und Jugendlichen in den Altersgruppen 1-4, 5-12 und 13-18 Jahre ausgewertet, mit folgenden Ergebnissen: Bei vielen unserer jungen Patienten fanden sich chronische Symptome und auffällige Messwerte vor allem an den Nasennebenhöhlen, Mandeln und Bronchien, die nach unseren Messungen mit der Elektroakupunktur nach Voll (EAV) auf deutliche Belastungen des Immunsystems mit Quecksilber zurückzuführen sind. Leichtere bis mittlere Amalgambelastungen wurden vermehrt bei Kindern mit chronischen Infekten und Allergien festgestellt, auch wenn diese selbst keine Amalgamfüllung hatten. Deshalb fragen wir in den EAV-Kinderfragebogen immer auch nach Amalgamfüllungen der Mutter: Während der Schwangerschaft können etwaige Belastungen von ihr auf das Kind übertragen werden.

Eine Diagnose und Therapie mit der Elektroakupunktur nach Voll ist schon ab der 6. Lebenswoche möglich, wobei die Akupunkturmessung direkt beim Baby an Händen und Füssen vorgenommen wird und völlig schmerzfrei erfolgt. Zu den häufigen Krankheitsbildern von Babys und Kleinkindern zählt Neurodermitis, die zu fast 50% durch eine Darmdysbiose verursacht wird: Candida albicans wird sehr oft schon bei Babys festgestellt, da ihr Darm bei der Geburt natürlich steril und somit anfälliger ist als bei Schulkindern oder Erwachsenen. Bei einem geschwächten Immunsystem und bei Darmdysbiose ist aber die Darmdurchlässigkeit für größere Nahrungsmittelmoleküle erhöht. Im Blut werden diese dann als unbekannte Substanzen mit einer Nahrungsmittel-Antikörperbildung verfolgt. Später stellen sich Nahrungsmittelunverträglichkeiten sozusagen als Ursachen zweiten Grades für Neurodermitis ein. Darüber hinaus können Hautekzeme, Blähungen, Trockenes Auge und Hyperaktivität in dritter Reihe hinzukommen, wenn die bestehenden Nahrungsmittelunverträglichkeiten nicht beseitigt werden.

Ein kombiniertes Therapieprogramm ist zur Ursachenbeseitigung von chronischen Kinderkrankheiten unbedingt erforderlich und setzt bei einem Ausgleich des Zinkmangels zur Quecksilberbeseitigung an. Bei Kindern ist der Zinkmangelausgleich unterschiedlich je nach Alter zu dosieren: Meistens setzen wir bei Kleinkindern Zincum met. D2-D4 in der täglichen Dosis von 1-2 Tabletten ein, bei größeren Kindern dagegen die schwach dosierten Präparate wie z.B. Zinkorotat 20 (mit 3,4 mg Zinkanteil) und Zinkorotat POS (mit 6,7 mg Zinkanteil) über mehrere Monate.

Neben der orthomolekularen Therapie folgt die eigentliche Basistherapie: Die Nosodentherapie zur gründlichen Entgiftung des Körpers sowie zur Stärkung des Immunsystems. Diese kann gegebenenfalls durch Symbioselenkung unterstützt werden: Nahrungsmittelunverträglichkeiten können mit Hilfe einer Okoukaba-Kur langfristig beseitigt werden. Bei Kindern ist eine tägliche Dosis von 3 x 5 Globulis angemessen, wobei die Potenzen von D2 - D4 nach einem Zeitraum von sechs Wochen auf D4 - D8 erhöht werden können. In der Regel wird drei Monate später ein Nachtest angesetzt, wobei die höchste Potenz D12 für die tägliche Dosis von 1 x 15 Globulis für weitere sechs Wochen verordnet wird. Durch diese Okoukaba-Kur werden über 90 Prozent der Nahrungsmittelunverträglichkeiten langfristig beseitigt und es empfiehlt sich, die getesteten Nahrungsmittel während der ersten vier bis sechs Wochen zu meiden.

Bei Schulkindern ist die Kombination der Symptome sehr unterschiedlich und kann sehr häufig von Ängsten und Nervosität über Konzentrationsstörungen und Kopfschmerzen bis hin zu Schulleistungsschwäche, Antriebsmangel, Nykturie u.v.a.m. reichen. Entsprechend unterschiedlich sind auch die Erfolgsaussichten bei der Behandlung. Der Erfolg hängt von der Therapiebereitschaft der Kinder ab. Die EAV-Eingangstestungen können altersbedingt von 10 Minuten bis zu 2 Stunden dauern. Nach einer möglichst genauen Anamnese erfolgen im Allgemeinen zwei kürzere Nachtestungen, die erste nach 2-3 Monaten und die zweite nach weiteren 3 Monaten. Bei ca. 70% der Patienten haben sich deutliche Besserungen bis hin zur Beschwerdefreiheit eingestellt. Dies ergaben die Nachtests ergeben und die verbesserten Messwerte.

6.12. Migräne und Kopfschmerzen* *(Siehe Studie Kap.8)

Oft lassen sich Migräne und Kopfschmerzen auf Belastungen im Nasennebenhöhlenbereich, Belastungen aufgrund von Amalgam oder von Schadstoffen, die durch Wohnraumgifte entstehen und andere Chemikalien zurückführen. Hinzu kommt die Darmdysbiose, die eine Entgiftungstherapie sowie eine ergänzende Symbioselenkung erforderlich macht. Durch die Austestung von unverträglichen Nahrungsmitteln und deren Vermeidung kann der Darm entlastet werden und der Stoffwechsel sich neu ordnen. Bei Patienten mit Spannungskopfschmerzen muss das Gebiss gründlich untersucht werden. Es ist möglich, dass ein falscher „Biss" zu Muskelverspannungen führt, die den Schmerz auslösten.

Während die schulmedizinischen Behandlungsverfahren sich bei Migräne und Kopfschmerzen meist nur auf die Verschreibung von Schmerzmitteln sowie den gutgemeinten Rat, auslösende Faktoren zu vermeiden, beschränken und dadurch oft keine Heilung erreichen können, bietet die Naturheilkunde mehrere Therapien zu ihrer Behandlung an. Dabei sind die Erfolgsaussichten dieser Heilverfahren nach einer gründlichen EAV-Diagnose größer. Die Ursachenkombination wird sehr ausführlich untersucht, damit möglichst alle Begleitkrankheiten und Zusatzbelastungen mit behandelt werden können.

Für Migräne- und Kopfschmerzpatienten mit nachweislichen Amalgam- oder Schadstoffbelastungen empfiehlt sich ein kombiniertes Therapieprogramm, in dem eine intensive Entgiftungstherapie bzw. Nosodentherapie, eine phytotherapeutisch-homöopathische Ausleitungstherapie sowie Gaben von Vitaminen und Spurenelementen vorgesehen ist, um eine neue Exposition der Kopfschmerzen oder Migräne zu vermeiden. Stuhluntersuchungen erfolgen nur in Einzelfällen.

Bei leichten Kopfschmerzen genügt zunächst eine orthomolekulare Therapie: Indem der Mangel an individuell ausgetesteten Vitamin- und Spurenelementen mit den entsprechenden Präparaten ausgeglichen wird, kann der Stoffwechsel mobilisiert und das Immunsystem gestärkt werden. Bei stärkeren Kopfschmerzen können zusätzlich zu den orthomolekularen Substanzen noch pflanzliche Mittel mit beruhigenden und entspannenden Wirkstoffen sowie homöopathische Mittel eingesetzt werden. Da die Krankheit jedoch auf Schadstoffbelastungen o.ä. beruht, muss die Nosodentherapie zur Ausleitung eingesetzt und bestenfalls mit einer Symbioselenkung zur Darmsanierung ergänzt werden. Auch die Hauptentgiftungsorgane Leber, Niere und Magen-Darm werden häufig in die Therapie mit einbezogen. In manchen Fällen kann eine Austestung psychischer „Spannungen“ erforderlich sein und zur Heilung von Migräne und Kopfschmerzen führen. Eine zusätzliche Gesprächstherapie empfiehlt sich, da ungelöste und verdrängte Probleme oft verschleppt werden und sich dann über Kopfschmerzen oder Migräne ausdrücken.

6.13. Multiple Sklerose / unklare Nervensystembelastungen

Bei MS-Patienten finden sich im Durchschnitt erhöhte Quecksilberwerte im Blut. Diese sind im Gegensatz zu gesunden Menschen doppelt so hoch und auf Belastungen durch Amalgam zurückzuführen. Deshalb wird zunächst eine schonende Entfernung der alten Amalgamfüllungen und eine anschließende Entgiftungstherapie, die mehrere Monate in Anspruch nehmen kann, empfohlen. Neben Schwermetallbelastungen aufgrund von Amalgam können auch chemische Belastungen, chronische Viruseinflüsse, Darmdysbiosen und andere Faktoren hinzukommen, die sich im Zusammenspiel ungünstig auf den Gesundheitszustand auswirken. Erst durch eine konsequente Entfernung der Belastungen und Entgiftung können sich einige Krankheitssymptome zurückbilden und bestenfalls einen Stillstand der Verschlimmerungen bewirken, der über mehrere Jahre anhalten kann.

In wissenschaftlichen Studien wird das Untersuchungsverfahren Elektroakupunktur nach Voll (EAV) sehr positiv beurteilt: Die enormen Möglichkeiten von EAV erweisen sich nicht nur bei chronischen Erkrankungen mit mehreren Ursachen, sondern speziell auch bei Krankheitsfällen mit unklarer Ursache wie z.B. Multiple Sklerose (MS) oder unklare Belastungen des Nervensystems. Die Ursachen vieler kleiner Entzündungsherde in Gehirn und Rückenmark lassen sich mit der Elektroakupunktur nach Voll (EAV) genau diagnostizieren und individuell therapieren.

Durch ein kombiniertes EAV-Therapieprogramm ist eine wesentliche Besserung der fortschreitenden Erkrankung und neu hinzukommender Krankheitsursachen innerhalb des Nervensystems möglich: Durch einen Ausgleich der festgestellten Mangelzustände mit orthomolekularen Substanzen sowie einer speziellen Nosodentherapie der subklinischen Infekte wird eine homöopathische Immunisierung erzielt, die völlig nebenwirkungsfrei ist und darum bei den Patienten eine hohe Akzeptanz findet.

Unter www.naturmednet.de können Sie spezielle Informationen sowie viele weitere Tipps zu diesem Thema finden.

6.14. Pilzkrankheiten und chronische Darmerkrankungen

Eine Pilzinfektion wird häufig durch Belastungen des Immunsystems und Schwermetalle verursacht. Durch eine Überproduktion von Mykotoxinen bzw. giftigen Stoffwechselprodukten, die pathogene Darmpilze auslösen, ist der Körper geschwächt. Vergiftungen, Mangel an Vitalstoffen, schlechte Ernährung, Gewebeübersäuerung u.v.a.m. sind wesentliche Krankheitsfaktoren, durch die das Terrain für die Pilzausbreitung vorbereitet werden kann. Lokale Pilzinfektionen finden sich meistens in den Kieferhöhlen, im Magen-Darm-Trakt oder im Harnwegsystem, aber bei zunehmender Abwehrschwäche können sich die Pilze auf andere Organsysteme ausbreiten und dort chronisch stören.

Pilzkrankheiten bzw. Mykosen sind eine übliche Begleiterscheinung bei Schwermetallbelastungen und stimmen in ihrer Symptomatik größtenteils auch mit den Schwermetallvergiftungen überein. Die Krankheitssymptome lassen sich in drei Gruppen einteilen: Schleimhautsymptome, welche von chronischen Nasennebenhöhlenentzündungen, Bronchitis und Asthma über Magen- oder Darmprobleme bis hin zu Schmerzen im Unterleib oder Gelenkschmerzen reichen können. Neurologische Symptome wie z.B. Kopf- oder/und Nervenschmerzen, Schwindel, Zittern, Depressionen, Konzentrationsstörungen oder Heißhungerattacken. Die ersten

Signale setzen oft Schwitzen, Herzklopfen, Schlafstörungen, Bauchkrämpfe oder Blähungen.

Zu den wenigen Analyseverfahren, die für den Nachweis einer pathogenen Pilzinfektion geeignet sind und sich darin auch bewährt haben, zählt die Elektroakupunktur nach Voll (EAV). Stuhlproben sind teilweise unsicherer, da die Pilze z.B. den Labortransport nicht überleben. Blutuntersuchungen, die zudem sehr teuer sind, können nur den Systembefall anzeigen und werden selten durchgeführt.

Bei einem positiven EAV-Befund auf Pilze wird zunächst abgeklärt, ob eine zusätzliche Schwermetallbelastung vorliegt. Nach unseren Erkenntnissen aus den Marburger Amalgamstudien I und II wurden Darmpilze bei etwa 90% der Teilnehmer durch Quecksilber aus Amalgamfüllungen verursacht.

Zur Pilzbefreiung bietet sich ein kombiniertes Therapieprogramm an: Dazu gehört die Ursachenvermeidung, damit kein neuer Pilzbefall durch weitere Schadstoffe erfolgt. Die festgestellten Mängel an Vitaminen und Mineralstoffen können mit Hilfe von orthomolekularen Substanzen ausgeglichen werden, um so das Immunsystem zu stärken und den Stoffwechsel anzuregen. Der Körper ist nach einer orthomolekularen Therapie besser gegen eindringende Krankheitskeime gerüstet und kann durch die folgende Nosodentherapie, z.B. Monilia albicans D6, Aspergillus niger D6, Mucokehl D4, homöopathisch „immunisiert" werden. Zur gründlichen Darmreinigung ist eine Symbioselenkung empfohlen, die durch eine spezielle Diät begleitend unterstützt wird. Ein wichtiger Teil der Pilztherapie ist die sanfte Anti-Pilz-Diät, die allergiearm, basisch und mineralstoffreich zusammengesetzt ist (Ernährungstipps finden Sie im Kapitel 4.1.).

Der Darm kann auch über eine sehr aufwändige Hydrocolontherapie-Kur oder eine Serie von Einläufen gereinigt und von Pilzen und toxischen Rückständen restlos befreit werden, was bei Durchfall oder Blutungen jedoch nicht durchführbar ist. Weitere Möglichkeiten zur Regeneration und Prophylaxe bei Darmbeschwerden bietet die Ayurvedische Kur. Auf jeden Fall ist es wichtig, den Darm ohne synthetische Abführmittel täglich zu entleeren.

Mit Hilfe der Therapien wird dem Pilz allmählich der Nährboden entzogen und der Zustand des Körpergewebes verbessert sich. Dies geschieht infolge der Entsäuerung und Regulierung des Vitalstoffhaushalts im Körper, wobei auch Algenprodukte die Schwermetallentgiftung unterstützen können.

6.15. Tinitus Ohrgeräusche

Am speziellen EAV- Messpunkt für das Lymphsystem des Ohres und am Punkt Nervensystem finden sich in der Regel unterschwellige Infektionen durch Viren, Bakterien und Schwermetalle. Eine Auswertung unserer ersten Fälle zeigte auf die 3-6 monatige Entgiftungskur eine Ansprechrate von 51% bei langjährigen Krankheitsbildern, die also schulmedizinisch „nicht mehr behandelbar" waren.

Weitere Therapieansätze bieten die Akupunktur, z.B. mit dem Do it yourself-Verfahren Aculife oder mehrere Sitzungen lokale Hyperthermie (bis 44°C).

Zusätzlich können in Einzelfällen durchblutungsfördernde Maßnahmen helfen. (Ginkgo, Cocculus, Secale usw.)

6.16. Schwermetallbelastungen - Amalgam und Palladium

Beschwerden, die durch Schwermetalle, Amalgam und Palladium (Platinmetalle) ausgelöst werden, können sich ohne entsprechende Behandlung zu einer chronischen Krankheit entwickeln. Die Liste der Begleitsymptome von Schwermetallbelastungen ist lang und reicht von Allergien, Kontaktekzemen und anderen Hautausschlägen über Nasennebenhöhlenentzündungen und Asthma bis hin zu chronischen Kopfschmerzen, Migräne, Schwindel, Müdigkeit, Konzentrationsstörungen, Nervosität, Ängsten, Schlaflosigkeit, Ohrensausen u.v.a.m. Durch Rückenschmerzen, Rheuma und Gelenkschmerzen, aber auch Verstopfungen, Blähungen und Durchfall o.ä. können sich Schwermetallbelastungen ebenfalls bemerkbar machen.

Amalgamplomben haben einen 50-prozentigen Quecksilberanteil und bestehen zu weiteren 50% aus einem Legierungspulver, das wiederum aus verschiedenen Metallen zusammen gemischt ist: Zinn, Kupfer, Silber und andere Metalle sind in unterschiedlichen Prozentanteilen darin enthalten. Da der Speichel ein Elektrolyt, d.h. eine elektrisch leitende Flüssigkeit ist, werden alle Metallverbindungen infolge der Korrosion früher oder später aus den Plomben herausgelöst und in den Körper hineinwandern. Korrosionsprozesse werden zusätzlich durch verschiedene Legierungen im Mund beschleunigt: Amalgam-, Gold- und Palladiumplomben u.a. Eine schonende Entfernung älterer Zahnmetalle wird angeraten, um der latenten Vergiftungsgefahr vorzubeugen.

Zum Nachweis der Unverträglichkeit von Amalgam und anderen Schwermetallen setzen wir die Elektroakupunktur nach Voll (EAV) als Diagnoseverfahren ein. Der kleine EAV-Test dauert ca. 45-60 Minuten und beinhaltet eine gründliche Messung der durch Zahnmetalle ausgelösten Schäden. Einzelfragen von Seiten der

Patienten werden abgeklärt und abschließend wird ein Therapieplan erstellt. Bei chronischen Erkrankungen empfiehlt sich der große EAV-Test, wobei für eine umfangreiche Untersuchung und die Ausarbeitung eines individuellen Therapieplans meist ca. 1,5 – 2 Stunden benötigt werden. In seltenen Fällen wird eine Blutuntersuchung auf Allergien durchgeführt, um die Ergebnisse des Lymphozyten-Transformationstest (Melisa-Test) dann mit den EAV-Messwerten sowie den schulmedizinischen Kontrollbefunden des Epicutantests abzugleichen.

Die Therapie setzt sich aus der orthomolekularen Therapie und einer speziellen Nosodentherapie zusammen: Mit orthomolekularen Substanzen können die festgestellten Mängel ausgeglichen und subklinische Infekte mit einer „homöopathischen Immunisierung" erfolgreich behandelt werden.

6.17. Trockenes Auge

Unsere Studie mit 401 Patienten zeigte, dass das „Trockene Auge" eine chronische Augenerkrankung ist, die hauptsächlich durch Darmpilztoxine, Allergien, Nahrungsmittelunverträglichkeiten und Schwermetallbelastungen verursacht wird. Am Anfang kann sich das „Trockene Auge" über ein verstärktes Blinzeln, Augenbrennen, Kopfschmerzen, Müdigkeit, Lichtempfindlichkeit, Sehschärfereduzierung und Schaumbläschen am Augenunterlid u.v.a.m. bemerkbar machen und im fortgeschrittenen Stadium zu Hornhautveränderungen führen.

Daneben können weitere Beschwerden durch Gelenkschmerzen oder Rheuma hinzukommen. Schulmedizinisch ist keine Ursache bekannt. Bildschirmarbeit, Schlafmangel, Klimaanlagen, hohe Ozonwert und Zigarettenrauch sind verstärkende Faktoren, aber nicht die Ursache.

Die schulmedizinischen Untersuchungsverfahren DMPS-Test (Ausleitung mit Hilfe von Dimercaptopropansulfonsäure, die Patienten intravenös als Spritze gegeben oder in Kapselform zugeführt wird) und Epikutantest sind teuer und genauso wie die Stuhlproben, die Blutuntersuchungen auf chemische Belastungen sowie die Nahrungsmittel-Allergietests nach unserer Einschätzung auch unsicher.

Mit der Elektroakupunktur nach Voll ist es möglich, die Belastungsfaktoren des Auges einzeln auszutesten. Mit der EAV-Diagnostik und Therapie können Entzündungen der Augenbindehaut unter der Voraussetzung, dass die individuellen Ursachen dafür gefunden werden, oft erfolgreich behandelt werden. Neben der Ursachendiagnose kann mit der EAV ein Therapieplan mit den entsprechenden Medikamenten-Empfehlungen erstellt werden.

Mit einer gezielten Entgiftungstherapie wird zuerst der Stoffwechsel aktiviert. Eine begleitende Behandlung mit den richtigen Bach-Blüten oder entsprechenden pflanzlichen Mitteln kann sich positiv auf das Immunsystem auswirken und die Symptome lindern. Das „Trockene Auge" kann durch eine zusätzliche Ant-Pilz-Diät (mehr dazu im Kapitel 4.1.) schneller geheilt werden.

Die pflanzliche Lebertherapie und Akupunktur unterstützen die Therapie.

Zu diesem Thema empfehlen wir folgende Bücher mit ausführlichen Erfahrungsberichten, die von Betroffenen selbst verfasst worden sind:

- Robert Forsberg: Amalgam. Fakten über Amalgamvergiftung und Sanierung. Knaur Verlag: München. 1996 mit Marburger Amalgamstudie

- Petra und Thorsten Klapp: Das trockene Auge ist heilbar. Knaur Verlag: München. 1997 (Kurzfassung unter www.naturmednet.de)

6.18. Tumorerkrankungen

Bei Tumorpatienten ist das Immunsystem durch chronische Störfelder, die sich zum Beispiel im Bereich der Nasennebenhöhlen, der Harnwege und des Darms befinden überlastet und meistens handelt es sich dabei um Belastungen durch Bakterien, Viren, Pilze und Parasiten. Auch Zahn- oder Kieferherde können über viele Jahre hinweg das Immunsystem schwächen, selbst wenn sie nicht schmerzhaft sind. Oft sind sie nur durch das Röntgenbild sichtbar. Die Abwehrkräfte können darüber hinaus durch Schwermetalle und chemische Wohnraumgifte geschwächt sein. Ebenso häufig lassen sich bei Tumorpatienten auffällige Mangelzustände an den Spurenelementen Zink und Selen sowie an den B-Vitaminen und dem Vitamin E feststellen.

Akute oder chronische Tumorerkrankungen beruhen meistens auf fünf bis fünfzehn kleineren Belastungsfaktoren, die erst in der Summe die Tumorentwicklung auslösen. Erbliche Faktoren spielen eine geringe Rolle. Daneben zählen fortgeschrittenes Lebensalter, Vorschädigungen der betroffenen Organe, karzinogene bzw. krebserzeugende, körperliche Belastungen und Stress zu den wesentlichen Risikofaktoren. Bei der Mehrzahl der Tumorpatienten liegt eine Kombination aus körperlicher und seelischer Belastung vor. Für die Entwicklung einer Krebserkrankung sind somit unterschiedliche vorbelastende Faktoren ausschlaggebend.

Die Fähigkeit des Tumorpatienten, angemessen mit Stress umzugehen, ist für die Bildung von Tumoren und Metastasen sowie deren Heilung von ganz entscheidender Bedeutung. Eine enorme Besserung ist tatsächlich bei Tumorpatienten möglich, die eine gute Selbstregulation haben - die also in der Lage sind, sich Wohlbefinden und Sicherheit zu verschaffen und eine positive Sinnerfüllung in ihrem Leben finden. Gute Ernährung, ausreichende Bewegung, strenge Nikotin- und Alkoholabstinenz, ausreichender Schlaf sowie genügend Erholung sind gesundheitsfördernde Faktoren und ihre Wirkung kann sich in Kombination mit einer guten Selbstregulation vervielfältigen.

Tumorpatienten, die auf gesundheitsfördernde Faktoren und eine gute Selbstregulation achten, können nach einer effektiven Behandlung noch bis ins hohe Alter gesund bleiben. Sie können dann sogar eine Lebensdauer von durchschnittlich 82 Jahren erreichen, wie die Heidelberger Studie zu „Besonderheiten der Psyche von Krebserkrankungen" aufzeigt. An dieser Studie haben ca. 33.000 Patienten über viele Jahre hinweg teilgenommen. Der Studienleiter Dr. Dr. Grossarth-Maticek, Professor für postgrad. Studien/ECPD konnte hierdurch mit statistischer Deutlichkeit belegen, dass sich ein Autonomietraining in vielen Fällen sehr positiv auf Tumorremissionen auswirkt.

Tumoren, die gänzlich operativ entfernt werden können, werden in der Regel anfänglich schulmedizinisch behandelt. Beschränkung auf naturheilkundliche Therapien stellt eher eine Ausnahme dar. Für andere Karzinome und Metastasen, die über die Schulmedizin schlecht oder kaum behandelbar sind, gibt es hingegen in der Naturheilkunde durchaus zusätzliche Therapiemöglichkeiten mit der ECT- bzw. Galvanotherapie und der lokalen Hyperthermie (mehr dazu im Kapitel 7.2.): Die Behandlung der Tumoren und Metastasen sollte durch eine umfangreiche Ursachenbehandlung und eine Stärkung des Immunsystems über mehrere Monate hinweg unterstützt werden.

Zusätzliche Therapiemöglichkeiten

Eine effektive Tumorbehandlung setzt eine mehrmonatige Entgiftungskur oder Ausleitung von Schadstoffen voraus. Dazu können auch pflanzliche Heilmittel zur Stärkung der Entgiftungsorgane Leber, Nieren und Darm eingesetzt werden. Mit Nosoden lässt sich das Immunsystem gezielt behandeln. Sie werden dem Patienten als „homöopathische Impfstoffe" gegen unterschwellige Infekte zugeführt. Für viele Tumorarten ist darüber hinaus auch eine spezielle „homöopathische Impfung" möglich, die der neueren schulmedizinischen autologen Impfung (dentritische Zellen) gegen Tumoren ähnlich ist. Der Tumor verliert so seine Tarnung gegenüber dem Immunsystem.

Je nach Testergebnis können weitere Heilverfahren zur Therapieunterstützung eingesetzt werden: Orthomolekulare Therapie, Enzymtherapie, Misteltherapie, Homöopathika, aktivierter Sauerstoff (Airnergy) und Frequenztherapie oder Organpräparate können je nach Gesundheitszustand vom Naturheilarzt zusätzlich verordnet werden.

7. Andere Therapieverfahren bei chronischen Schmerzen und Krebs

Patienten mit chronischen Schmerzen oder/und Krebs können zusätzlich zur verordneten Basistherapie und in Absprache mit dem Arzt die Aculife Magnetimpuls-Therapie (AMT), die ECT- bzw. Galvano-Therapie, die lokale Hyperthermie, die Infrarot Wärmekabine, die Fiebertherapie, die Matrix-Regenerations-Therapie (MRT) oder Airnergy als unterstützende begleitende Therapiemaßnahme einsetzen, um die Schmerzen zu lindern und den Heilungsprozess zu beschleunigen.

7.1. ACULIFE Magnetwellen-Therapie (AMT)

Mit elektromagnetischen Punktreizungen lassen sich körperliche Funktionen effektiver regulieren und verbessern. Dabei werden die Akupunkturpunkte so stimuliert, dass ein leichtes Kribbeln entsteht, aber keine Schmerzen. Das Kribbeln am Akupunkturpunkt erleichtert dem Laien das Auffinden des Punktes.

Dass eine Heilung mit magnetischen Impulsen möglich ist, haben chinesische Ärzte entdeckt. Dr. Voll verbreitete diese Methode vor fünf Jahrzehnten auch unter deutschen Ärzten.

Elektromagnetische „Do it yourself" Akupunkturpunktur- Behandlungen kombinieren die therapeutischen Grundlagen der Elektrizität und der Akupunktur. Jene Therapie wird als die „Erhöhung des Energieflusses" angesehen: Die Verbesserung des Blutkreislaufs, die Erhöhung der Muskelkontraktion (bei Verspannung und Schmerzen), die Belebung der Nervenfunktionen (bei Lähmungserscheinungen, Kinderlähmung und Störungen der Gesichtsnerven) oder die Beseitigung von speziellen Schmerzen (Kopfnervenschmerzen,

Gelenk- und Muskelschmerzen, Zahnschmerzen und Menstruationsbeschwerden) werden dadurch erreicht, dass die Blockade des Energieflusses beim Patienten durch die elektromagnetischen Wellen ausgeglichen wird. Über eine regelmäßige Stimulierung der Akupunkturpunkte mit Hilfe des elektromagnetischen Geräts kann man außerdem die Darmtätigkeit regulieren (bei Verstopfung oder Durchfall), die Harnfunktion verbessern, Entzündungen reduzieren und das Immunsystem stärken.

Das Aculife-Magnetwellen-Therapiegerät ist klein, handlich und sehr einfach im Gebrauch. Es ist speziell zur Selbstbehandlung entwickelt worden. Alle Organe lassen sich durch Punkte an der linken Hand behandeln. Während der Magnetimpuls-Therapie trägt man einen kleinen Einsatz am Ohr, der die Akupunkturpunkte am Ohr mit stimuliert. Das ACULIFE-Magnetwellen-Therapiegerät kann täglich für eine Dauer von 15 bis 20 Minuten zur Stimulierung der Akupunkturpunkte eingesetzt werden. Auf die Akupunkturpunkte wird hierfür ein kleiner, kugelförmig abgerundeter Griffel schmerzfrei aufgesetzt.

Viele Therapeuten vermieten auch Magnetimpuls-Therapiegeräte für den Hausgebrauch. Unter der Telefonnummer 06421-690074 können Sie dazu nähere Informationen beziehen. Bei Interesse können Sie sich auch im Internet über www.aculife.de weiter informieren.

7.2. ECT-Therapie (Galvano-Therapie) bei Tumoren

Mit der ECT-Therapie können sich Tumoren und Metastasen, die als schlecht oder kaum behandelbar gelten, teilweise oder komplett zurückbilden. Bei Tumorerkrankungen lässt sich die biochemische Abweichung im äußeren Umfeld der Zelle festmachen: Das elektromagnetische Feld um die Tumorzelle herum ist polarisiert und muss wieder umgepolt werden, damit der Tumor effektiv zerstört werden kann. Hierfür wird das erkrankte Gewebe auf eine relativ sanfte Weise mit Gleichstrom durchflutet, damit der energetische Strom wieder nach den Gesetzen des Gesamtorganismus fließen kann. Mit dieser Umpolung wird die Selbstheilung induziert und das Immunsystem aktiviert. Die Gleichstromtherapie beruht auf verschiedenen Mechanismen, die auf der zellulären Ebene zum Tragen kommen: Durch (a) die elektromagnetische Induktion werden die Strukturen in den Zellen zerstört, (b) durch die erhöhte Ionenbeschleunigung werden die Zellmembranen durchlöchert und (c) durch die elektrolytische Verschiebung des ph-Werts wird das Tumorgewebe zerstört, wozu saure pH-Werte (pH2 bis pH3) und alkalische pH-Werte (pH12 bis pH14), also weit außerhalb des physiologischen Bereichs liegende ph-Werte, vorausgesetzt werden.

Klassische Formen der Tumortherapie wie z.B. die Operation, die Strahlentherapie oder die Chemotherapie weisen sich als reine kurative Maßnahmen aus, indem sie nur eine Auswirkung beseitigen und deren Verursachung dabei nicht berücksichtigen. Wird der Tumor jedoch ohne eine Korrektur des elektromagnetischen Felds behoben, dann ist immer latent ein Rückfall bzw. die Entwicklung von Metastasen durch die weiterhin bestehende Polarisation gegeben.

Die ECT-Therapie wirkt ausschließlich auf das Tumorgewebe, das schon nach zwei bis drei Sitzungen zerstört werden kann. Die Wirkung der ECT kann zusätzlich durch eine intratumorale Injektion von Chemotherapeutika gesteigert werden. Zu etwa 50% kann mit Hilfe der ECT-Therapie eine partielle Remission, d.h. eine Verkleinerung des Tumors um mehr als die Hälfte seiner Ausgangsgröße erzielt werden. Eine komplette Remission ist über die ECT-Therapie auch möglich. Die Behandlungserfolge stehen hier im

Verhältnis 1:3, dass nach der Therapie kein Tumor mehr nachweisbar ist. Bei den meisten Patienten wenden wir dabei Platten an, die oberhalb und unterhalb des Tumors angelegt werden. In einigen Fällen werden auch unter lokaler Betäubung Platinnadeln direkt in den Tumor platziert, um höhere Strommengen zu ermöglichen. Ausführliche Informationen auf Anfrage.

7.3. Lokale Hyperthermie bei Schmerzen und Tumoren

Die lokale Hyperthermie eignet sich zur gezielten Behandlung von tiefliegenden Krankheiten wie z.B. von Tumoren. Der Begriff Hyperthermie kommt aus dem Altgriechischen und bedeutet übersetzt „Übererwärmung". Dabei werden gezielte Körperregionen oder der gesamte Körper mittels verschiedener Techniken, wie beispielsweise Radiowellen, Ultraschall oder Infrarot-Technik erwärmt. Es gibt zwei Arten der lokalen Hyperthermie: die lokoregionale Elektrohyperthermie mittels Hochfrequenzwellen (13,56 MHz) oder die regionale Hyperthermie mit Hilfe von phasengesteuerten Viel-Antennen-Systemen.

Die lokoregionale Elektrohyperthermie mit Hilfe von Hochfrequenzwellen (13,56 MHz) ist insbesondere bei lokal begrenzten Krankheiten indiziert: z.B. Tumoren sowie deren Metastasen (Hirn-, Lungen-, Unterleibs-, Beckentumoren oder Sarkome). Darüber hinaus ist eine erfolgreiche Behandlung von z.B. Hirntumoren, die nicht operiert werden können, möglich. Bei der lokoregionalen Elektrohyperthermie einer Tumorerkrankung wird nur die extrazelluläre Flüssigkeit der Tumorzellen erhitzt. Durch die Wärmestrahlung in die Tumorzelle kommt es dann zu einer Eiweiß-Denaturierung. Das Tumorgewebe wird dabei etwa 60-90 Minuten lang mittels Hochfrequenzwellen (13,56 MHz) auf 42 bis 44°C Grad überwärmt, wodurch es ausschließlich zu einer Schädigung der Tumorzellen kommt. Die lokoregionale Elektrohyperthermie kann als Monotherapie oder in Kombination mit der Chemo- oder Strahlentherapie eingesetzt werden. Als Nebenwirkungen der lokalen Elektrohyperthermie können in seltenen Fällen Hautrötungen oder manchmal Müdigkeit auftreten. Kurz nach der Behandlung sind auch leichte Fieberschübe als Reaktion auf das verstärkte Absterben bösartiger Zellen möglich. Zu berücksichtigen sind Kontraindikationen, die sich durch Herzschrittmacher und andere Schrittmacher-Elektroden oder bei einem Gelenkersatz ergeben können: Die Arbeitsfrequenzen von Herzschrittmachern oder Schrittmacher-Elektroden können durch die Erwärmung so verändert werden, dass sie nicht mehr richtig funktionieren und bei einem Gelenkersatz besteht durch die Aufheizung eine latente Verbrennungsgefahr. Mit der extrem aufwendigen regionalen Hyperthermie werden durch die Erwärmung ganzer Körperregionen tiefgelegene Tumore des Beckens oder des Unterleibs behandelt. Dies erfolgt durch phasengesteuerte Viel-Antennen-Systeme, die um den tumortragenden Querschnitt herum angeordnet werden. Durch die Phasensteuerung der Antennenpaare lässt sich die Leistungsverteilung innerhalb des Zielgebietes steuern. Die komplizierte Steuerung setzt - wie bei einer Strahlentherapie - eine genaue Planung voraus. Mögliche Nebenwirkungen der regionalen Hyperthermie sind Hautrötung, Müdigkeit und systemischer Wärmestress durch Radiowellen. Auch leichte Fieberschübe als kurzfristige Reaktionen auf das verstärkte Absterben bösartiger Zellen sind möglich. Bei Herzschrittmachern und anderen Schrittmacher-Elektroden können sich Kontraindikationen ergeben, da es infolge veränderter Arbeitsfrequenzen zu Fehlfunktionen kommen kann. Für Patienten mit einem Gelenkersatz kann die regionale Hyperthermie gefährlich werden: Die Prothese dient als Antenne, die sich aufheizen und Verbrennungen verursachen kann. Eine weitere Gegenanzeige kann auch eine Tumorausdehnung an den Gefäßen und Nerven sein.

Bei chronischen Infekten an Bronchien und Milz, aber auch bei Tinitus oder Gelenkschmerzen haben wir die lokoregionale Hyperthermie bereits eingesetzt. Der Stoffwechsel wird dabei sanft und effektiv aktiviert, die Selbstheilung angeregt.

7.4. Infrarot Wärmekabine

Die moderne Infrarot Wärmekabine kann alternativ zur klassischen Sauna genutzt werden, um auf sanfte Weise den Körper zu entschlacken, den Stoffwechsel zu beleben und zu regenerieren. Die Möglichkeit des spontanen Einsatzes ist von großem Vorteil: Eine Infrarot Wärmekabine muss nur fünf Minuten vorgeheizt werden, bevor sie sich auf eine Temperatur zwischen 40 – 65°C einstellt. Infrarot-Schwitzen bei dieser Temperatur ist nicht nur angenehm, sondern auch kreislaufschonend. Dennoch zeigt sich eine intensive Wirkung. Durch tägliche Sitzungen à 30-50 Minuten wird der Körper nach und nach von Schlacken, Schadstoffen, Schwermetallen und Säuren gereinigt, wodurch Kreislauf und Abwehrkräfte gestärkt werden. Durch das intensive Schwitzen wird die Durchblutung aktiviert und die Haut regeneriert sich viel schneller. Infrarot Wärmekabinen sind heute schon so preiswert erhältlich, dass sich eine Anschaffung für die täglichen Sitzungen zu Hause lohnt.

Fiebertherapie

Bei der Fiebertherapie wird die Körpertemperatur mit Hilfe von Infrarot-Wärmestrahlen um 1-2°C erhöht, um Schadstoffe, Schwermetalle und Säuren mit dem Körperschweiß auszuscheiden. Dabei wird das Immunsystem aktiviert. Von den Infrarot-Wärmestrahlen geht eine Tiefenwirkung aus, die verschiedene Prozesse im Körper positiv beeinflussen kann. Die Selbstheilungskräfte werden angeregt, indem der Kreislauf und die Abwehrkräfte gestärkt werden.

Die Wirksamkeit der modernen Fiebertherapie ist in mehreren Studien von Umweltmedizinern überprüft worden: Schon nach einer kurzen Behandlungszeit kann eine verbesserte Durchblutung verzeichnet werden. Bei schadstoffbelasteten Patienten sinken die Umweltgifte im Blut deutlich ab, wobei der gasförmige Austritt über die Körperhaut messbar ist. Für eine Aktivierung der Zellneubildung des Körpers und die Förderung der Regeneration der Haut genügt eine tägliche Sitzung à 30-50 Minuten in einem zeitlichen Therapierahmen von ein bis zwei Wochen. Schmerzlinderungen lassen sich nach einer etwas längeren Behandlungsdauer ebenfalls positiv verzeichnen.

Zu den wichtigsten Heilanzeigen der Fiebertherapie zählen neben chronischen Entzündungen auch Allergien, Stoffwechselerkrankungen und Rheuma. Bei Tumorerkrankungen kann die Fiebertherapie nur als eine begleitende Therapiemaßnahme und auch erst nach einem EAV-Vortest eingesetzt werden. Eine Fiebertherapie ist bei höheren Körpertemperaturen, d.h. von 38,5 - 42°C nur unter einer ständigen medizinischen Überwachung vertretbar, da die Kreislaufbelastung infolge des durch Schwitzen verursachten Wasserverlusts erheblich sein kann. Wird die Körpertemperatur um nur 1 - 2°C erhöht, kann die Therapie mit Infrarot-Wärmekabinen hingegen ambulant oder zu Hause durchgeführt werden.

7.5. Frequenztherapie

Verschiedene Formen der Frequenztherapie werden von uns zusätzlich eingesetzt:

1. Rife- Frequenzen mit lokoregionaler Hyperthermie
2. Rife- Frequenzen mit Clark-Frequenzgerät
3. Frequenztherapie, individualisiert auf Basis der Quantec- Testung.
4. Multiple Wave Oscillator nach Lakhovsky von Hessel Hornveld
5. Chinesische Energielampe
6. Mineralplattenfilter

7.6. Matrix-Regenerations-Therapie (MRT)

Das System des Organismus basiert grundlegend auf der Matrix (auch Grundsystem oder Bindegewebe), die ca. 80% der Gesamtzellmasse umfasst. Über die Matrix werden die Organzellen nicht nur versorgt, sondern auch gleichzeitig von Schlacken befreit. Da die Körperabwehr sich also hauptsächlich hier abspielt, kann eine Therapie auch bei der Matrix ansetzen. Die Matrix-Regenerations-Therapie (MRT) ist ein neuartiges Behandlungskonzept, das sich im Grunde aus drei Behandlungskomponenten zusammensetzt: In einem Arbeitsvorgang kommen (a) die petechiale Saugmassage, (b) die Bioresonanz-Therapie und (c) die Gleichstromtherapie zur Entsäuerung zum Einsatz. Hierbei wird das Immunsystem reaktiviert, bevor der Organismus umgestimmt wird.

Bei der Matrix-Regenerations-Therapie (MRT) wird über einen Saugstab ein Unterdruck im Gewebe erzeugt, um verbrauchtes und von Toxinen belastetes Blut an die Oberfläche zu ziehen und die Schadstoffe dann über das Lymphsystem abzuleiten. Pathologische Energiefelder werden neutralisiert, indem die krank machenden Frequenzmuster in therapeutische Störfeldsignale umgewandelt und zum Patienten zurückgeschickt werden. Außerdem wird über eine Rollelektrode eine Gleichspannung (1 Volt) ins Gewebe geleitet, um überschüssige Ladungen abzuleiten. Durch diese Umpolung wird das Gewebe wieder alkalisch, wodurch sich der Stoffwechsel normalisiert.

Die Indikationen reichen von Virusbelastungen und Abwehrschwächen über chronische Hautleiden und Allergien bis hin zu Depressionen und chronischen Krankheiten. Besonders tiefgreifend können Umwelterkrankungen behandelt werden. Die guten Behandlungserfolge bei Asthma bronchiale, rheumatischen Erkrankungen, Arthrose, Verspannungen der Wirbelsäule und Cellulitis sind über Studien dargestellt.

7.7. Airnergy - Aktivierter Sauerstoff

Durch die Atemlufttherapie Airnergy lässt sich die Energieproduktion im menschlichen Organismus erhöhen. Hierzu wird biophysikalisch aufbereiteter Luft-Sauerstoff eingeatmet. Die Stoffwechselleistung verbessert sich dadurch, dass den Körperzellen vermehrt aktivierter Sauerstoff zugeführt wird. Die gesamte Zellgeneration wird durch regelmäßiges Airnergy-Atmen angeregt, wie überhaupt der ganze Organismus sich positiv beeinflussen und viele Körperfunktionen schon nach einer kurzen Behandlungszeit verbessern lassen.

Airnergy folgt dem ganzheitlichen Therapieansatz: Die Energieproduktion in den Körperzellen ist bei Krankheit und Stress mangelhaft, da der auf normalem Wege zugeführte Sauerstoff vom Organismus nicht mehr so gut verwertet werden kann. Die Atemluft-Therapie setzt folgerichtig zunächst bei der Regeneration der zelleigenen Sauerstoffutilisation an. Aktivierte Luft ist von den Zellen besser verwertbar: Während andere Sauerstofftherapien auf chemisch verändertem Sauerstoff oder erhöhten Sauerstoffkonzentrationen basieren, die von einem geschwächten System doch nicht aufgenommen und verwertet werden können, handelt es sich bei Airnergy genaugenommen um aktivierten Sauerstoff aus der Atemluft, der über eine Atembrille inhaliert wird und aufgrund seiner Aufbereitung leichter vom System aufgenommen werden kann. Bei einer regelmäßigen Anwendung von Airnergy verbessert sich die Durchblutung, indem sich die Sauerstoffkonzentration im Blut erhöht.

Die nach der Airnergy-Technologie aufbereitete Atemluft enthält den natürlichen Sauerstoffgehalt von 21%. Bei diesem Verfahren wird die Sauerstoffmenge jedoch besser im Körper aufgenommen: 9,9% weniger Sauerstoff als sonst wird wieder ausgeatmet, so dass dieser vermehrt und leichter verwertbar im Körper verbleibt. So kann der Sauerstoff den Körperzellen zugeführt werden, um die Selbstheilungskräfte des Körpers wieder in Gang zu setzen.

Aufgrund der positiven Auswirkungen auf den Stoffwechsel eignet sich Airnergy besonders zur Behandlung von verschiedenen chronischen Erkrankungen: Durchblutungsstörungen, chronische Müdigkeit und Schlafstörungen, Bronchitis, Allergien und Hautkrankheiten u.v.a.m.

Eine langfristige Stabilisierung des Stoffwechsel kann sich schon nach 10 bis 30 Sitzungen à 20 Minuten einstellen, wobei pro Woche zwei bis drei Sitzungen empfehlenswert sind. In Marburg können die Patienten das Airnergy-Gerät zur Atemluft-Behandlung ambulant nutzen.

8. EAV: Eine Kombination aus Tradition und Hightech, die Grund zu Optimismus gibt

Das Diagnoseverfahren Elektroakupunktur nach Voll (EAV) hat sich über fünf Jahrzehnte erfolgreich bewährt und mittlerweile internationale Verbreitung gefunden. Bei der Mehrzahl der Ärzte und gesetzlichen Krankenkassen ist die EAV jedoch noch immer nicht anerkannt, obwohl ihre diagnostischen Möglichkeiten bereits durch zahlreiche Studien international überaus positiv bestätigt wurden. Zur EAV liegen inzwischen auch Veröffentlichungen und Dissertationen von neun Universitäten vor, so dass das Argument der fehlenden wissenschaftlichen Beweisbarkeit nicht mehr vertreten werden kann. Das ganzheitsmedizinische Zusammenwirken von Diagnostik und Therapie wird in diesen Studien und wissenschaftlichen Veröffentlichungen sehr positiv dargestellt.

Mit Hilfe der EAV ist eine gezielte Ursachensuche möglich: Über die EAV-Diagnose wird die Kombination der Belastungsfaktoren, welche sich über Jahre angesammelt haben, genau angezeigt. Viele der Störfaktoren, die zu dem Krankheitsbild geführt haben, können mittels EAV einzeln getestet werden, da jeder Krankheitsfall in seiner Ausprägung einzigartig ist. Elektroakupunktur nach Voll (EAV) und Quantec haben auch in unseren Marburger Fallstudien ihre gute Durchführbarkeit bewiesen: Aus 5000 Störfaktoren und Naturheilmitteln kann für jeden Patienten eine individuelle „Entgiftungskur" zusammengestellt werden die innerhalb von zehn Wochen zu Hause durchgeführt wird. Die heilende Wirkung zeigt sich bereits nach acht bis zwölf Wochen. Dann sind häufig viele Störfaktoren gemindert oder beseitigt und in der Folge klingen die Krankheitssymptome ab. Aufgrund statistischer Auswertungen unserer Fallstudien kann die Wahrscheinlichkeit für den Heilungserfolg bei bestimmten Erkrankungen über genaue Prozentzahlen vorausgesagt werden: etwa 51% Besserung und Heilungschancen bei Tinnitus, bis zu 95% bei Nahrungsmittelunverträglichkeiten u.v.a.m.

Die intensive Ursachensuche mittels EAV ist notwendigerweise zeitaufwendiger als die schulmedizinische Diagnose, die nur 10 Minuten dauert, um dann eine meist rein symptomatische Dauertherapie mit Schmerzmitteln, Kortison, Psychopharmaka o.ä. zu verordnen. Die Naturheilkunde ist ernsthaft an der mittel- bis langfristigen Heilung bzw. Ausheilung von Krankheiten interessiert. Obwohl sich viele Naturheilverfahren seit langem bewährt haben, wird ihre wissenschaftliche Anerkennung durch die verkrusteten Strukturen unseres – heute zusammen brechenden - Gesundheitssystems verhindert. In Zukunft wird die wenig Erfolg versprechende Planwirtschaft der Krankenkassen durch freie gesetzliche Krankenkassen mit einer offiziellen Anerkennung der Naturheilkunde ergänzt werden müssen. Für gesetzlich Krankenversicherte ist die freie Wahl von Naturheilverfahren längst überfällig.

„CHRONISCH KRANK – WAS TUN“ wendet sich auch in diesem Sinne v.a. an die Betroffenen, die Verantwortung für ihren eigenen Heilungsprozess wieder übernehmen wollen und sich deshalb an die Naturheilkunde wenden. Mit den praktischen Erfahrungen, die an der Naturheilkunde Tagesklinik in Marburg gesammelt und statistisch ausgewertet wurden, möchten wir Ihnen Mut machen: Viele Beschwerden oder Erkrankungen sind nicht unbedingt „angeboren“, „altersbedingt“ oder „unheilbar“. Viele Erfahrungsberichte ehemaliger Patienten geben Anlass zu neuer Hoffnung und zum Optimismus:

Auch Sie können etwas für Ihre Gesundheit tun.

Naturheilkunde Marburg-Studien

8.1 Naturheilkunde Tagesklinik Marburg - Eine Tochter der HERMERLIN Gruppe Langenaltheim

Die Marburger Naturheilkunde Tagesklinik mit Schmerzambulanz AG hat sich seit 1998 z.B. an Forschungen und Unterstützung von Studien zur ganzheitlichen Schmerzbehandlung von chronisch Kranken mit unklaren Erkrankungsursachen sowie Allergien und Krebspatienten beteiligt. Ihre grundlegenden Behandlungsverfahren basieren auf einer 10-jährigen Forschungsarbeit und werden in wissenschaftlichen Studien immer weiter entwickelt. Die durch die Patienten selbst finanzierte Forschung versteht sich als Alternative zur rein „shareholder orientierten" Medizin, die (zu 97%!) keine patientenorientierten Neuentwicklungen erforscht, sondern neue Patente in bereits gut erforschten Gebieten anstrebt, so z.B. den 23. Beta-Blocker, noch teurere Chemotherapie usw.

Die Diagnostik wird an der Marburger Naturheilkunde Klinik mittels der Traditionellen Chinesischen Medizin, der Elektroakupunktur nach Voll (EAV), der Quantec-Analyse sowie der klassischen Homöopathie durchgeführt. Neben der umweltmedizinischen Ursachenbeseitigung werden verschiedene Therapieformen zur Aktivierung der Selbstheilungskräfte angeboten: (a) orthomolekulare Substanzen (Vitamine und Mineralien), (b) pflanzliche Medikamente, (c) Homöopathika, (d) Nosoden und (e) Organpräparate kommen nach einer individuellen EAV-Austestung zur Anwendung. Außerdem können zur weiteren Erhaltung der Gesundheit begleitende Therapien wie das „Autonomietraining", Aculife Magnetimpulse und Airnergy wahrgenommen werden.

Die Gründer der Marburger Naturheilkunde Tagesklinik bemühen sich um Aufklärungs- und Öffentlichkeitsarbeit zu den Themen Naturheilverfahren und Umweltmedizin: Regelmäßige Vorträge und

Veröffentlichungen von Artikeln in entsprechenden Fachzeitschriften sowie die Vernetzungsarbeit über die Internetbibliothek www.naturmednet.de gehören zum festen Programm.

8.2. Wellness-Treff

Der Wellness-Treff ist ein therapeutisches Zusatzangebot für unsere Patienten. Sie können in unserem Hause viele Therapiegeräte zur Selbstbehandlung nutzen: Aculife-Magnetwellen-Therapiegerät, Chi-Maschine, chinesische Infrarot-Lampe, Frequenztherapien, Airnergy, naturheilkundliche Beratung u.v.a.m.

Da die Wirksamkeit dieser Geräte nicht sofort eingeschätzt werden kann, sie zu teuer oder zu unhandlich sind oder nur für einen gewissen Behandlungszeitraum benötigt werden, bietet der Wellness-Treff eine ideale Möglichkeit, die Therapiegeräte unvoreingenommen kennen zu lernen. Unsere Gesundheitsberater führen Sie gerne in die Bedienung der therapeutischen Geräte ein und sind immer offen für Fragen.

8.3. Internet-Bibliothek

In unserer Internet-Bibliothek haben wir unter der Homepage **www.naturmednet.de** viele Artikel und Patienteninformationen zu den Themengebieten Naturheilverfahren, Homöopathie und Umweltmedizin zusammengestellt. Dazu sichten wir für unsere Patienten und andere Interessierte laufend Artikel, die in über 60 verschiedenen Zeitschriften im deutschsprachigen Raum veröffentlicht worden sind. Hier werden unter anderem wichtige und therapeutisch nützliche Erfahrungen dokumentiert, die anderen chronisch Kranken weiterhelfen können.

Informationsmöglichkeiten über www.naturmednet.de

Die Internet-Bibliothek stellt sich dem Anspruch, einen anderen Zugang zum Verständnis der verschiedensten Erkrankungen sowie der naturheilkundlichen Behandlungsmethoden und Heilmittel zu ermöglichen. Mit Fachartikeln möchten wir unsere Patienten mit dem neuesten Wissensstand der Naturheilverfahren, Homöopathie und Umweltmedizin versorgen. Zusätzlich werden empfehlenswerte Bücher vorgestellt.

In der Internet-Bibliothek findet sich auch eine Liste von Links zu naturheilkundlich orientierten Verlagen, Selbsthilfegruppen und Initiativen. Neben einer verbesserten Öffentlichkeitsarbeit möchte die Internet-Bibliothek unter www.naturmednet.de die Vernetzung von behandelnden Fachkräften, von Selbsthilfegruppen und Initiativen unterstützen.

8.4. Forum für Erfahrungsaustausch

Viele Menschen haben das Bedürfnis, über ihre Krankheit zu sprechen. Über www.naturmednet.de können unsere Patienten aktiv in Verbindung zu anderen Menschen treten, die ähnliche Erfahrungen mit bestimmten Krankheiten, Therapien und Heilungsmöglichkeiten gemacht haben.

> Mit Ihren Erfahrungen und Tipps können Sie auch anderen Menschen weiter helfen.

8.5. Zusatzausbildung „Gesundheitsberater/-beraterin"

Von der Naturheilkunde Tagesklinik wird fortlaufend die Zusatzausbildung „Gesundheitsberater/-beraterin" als Fernlehrgang angeboten.

Voraussetzungen:	Interesse an Naturheilverfahren
Kursdauer:	18 Monate
Kursinhalt:	Beratungstechnik und individuelle Betreuung
Kursziel:	Zertifikat als Gesundheitsberater/-beraterin mit naturheilkundlicher Orientierung (staatlich nicht anerkannt)
Ausbildungskosten:	Monatsbeitrag von 10,- €
Ausbildungsform:	Fernlehrgang mit monatlichen Kursbriefen und zwei Tagesseminaren pro Jahr.

Dieser Kurs wird mit einem (staatlich nicht anerkannten) Zertifikat abgeschlossen, der zu einem Einsatz als **Gesundheitsberater/-beraterin mit naturheilkundlicher Orienterung** befähigt. Durch eine spezielle Gesundheitsberatung können vor allem chronisch Kranke über naturheilkundliche Therapien aufgeklärt werden und eine notwendige Unterstützung im Behandlungsprozess erhalten. Mittlerweile sind schon viele naturheilkundliche Gesundheitsberater bundesweit aktiv, um vor Ort Aufklärungsarbeit zu leisten.

Über unsere Internet-Bibliothek unter der Homepage www.naturmednet.de können naturheilkundliche Sichtweisen und Behandlungsarten themenorientiert eingeholt werden. Für die Zusatzausbildung als Gesundheitsberater/-beraterin mit naturheilkundlicher Orientierung wird ein Internetzugang zwar nicht unbedingt vorausgesetzt, aber dennoch dringend angeraten: Nur so können die Kosten für die Zusatzausbildung weitgehend gering gehalten werden.

8.6. Eigene wissenschaftliche Studien

Nach den gesammelten Erfahrungen im Einzelfall stellt die Fallsammlung mit einer Vielzahl behandelter Patienten die nächste wesentliche Stufe der wissenschaftlichen Absicherung medizinischer Diagnose- und Therapieverfahren dar.

Eine amerikanische Studie konnte den Nachweis erbringen, dass hierbei im Vergleich zu den viel aufwendigeren, teureren und ethisch oft sehr fragwürdigen randomisierten Doppelblindstudien zwischen den Ergebnissen kein nennenswerter Unterschied bestehen muss.

Für kleine Gruppen, die ohne Förderung durch unser planwirtschaftliches Medizinsystem auskommen müssen, bietet ein solches Vorgehen also eine gute Möglichkeit, traditionelle und neuentwickelte Verfahren zu erproben. Die Wirksamkeit der Marburger naturheilkundlichen Therapien ist durch eine Reihe von Studien belegt, die dort durchgeführt wurden. In vielen Fällen führte eine Erstdiagnose über die Elektroakupunktur nach Voll (EAV) zu einer effektiven Besserung der chronischen Erkrankung. Idealer Weise unterzieht sich der Patient anschließend einer regelmäßigen Kontrolluntersuchung.

Die folgenden kurzen Zusammenfassungen der „Marburger Amalgam-Entgiftungsstudie“, der „Studie zu Kopfschmerzen und Migräne“ und der Studie „Trockenes Auge“ lassen einen Einblick in die Arbeitsweise der Naturheilkunde Tagesklinik gewinnen:

Blindstudie zum Resonanztest mit Elektroakupunktur nach Voll
Dieser wichtige Diagnostikvergleich zwischen Resonanz- oder Medikamententest und klinischer Untersuchung konnte anhand einer leicht überprüfbaren Einzelfrage unter Bedingungen des Blindversuchs an 51 Patienten erfolgreich überprüft werden: Die Übereinstimmung zwischen beiden Verfahren betrug 92%.

D. Danz, D. Leber, R. Schneider, B. A. Weber: Homöopathischer Diagnostikvergleich mit EAV in Blindstudie. Ärztezeit.f. Naturheilverfahren 9 (1993) ML-Verlag. (Institut für Naturheilverfahren, Marburg)

Studie zur Allergiehäufigkeit bei Amalgamträgern
1994 zeigte sich bei 322 Untersuchten ein deutlicher Zusammenhang zwischen der Zahl der Amalgamfüllungen und der Häufigkeit der Allergien. Nur 10% der Untersuchten mit 0-2 Füllungen wiesen Allergien auf, während bereits 70% der Personen mit acht oder mehr Amalgamfüllungen an Allergien litten. (Z.f. Erfahrungsheilkunde 1994) Um diesen Zusammenhang weiter zu beweisen, erfolgte die Amalgamentgiftungsstudie:

„Marburger Amalgam-Entgiftungsstudie"
Gibt es eine Korrelation zwischen Allergien und Amalgambelastung? Diese Frage prüfte die „Marburger Amalgam-Entgiftungsstudie". Hierzu wurden 420 Patienten einer eingehenden Befragung und mehreren Untersuchungen unterzogen. Nach der Amalgamentfernung mit anschließender Entgiftungstherapie bei 130 Patienten waren schon bald relativ sichere Aussagen möglich: Nach drei bis sechs Monaten konnte eine gehäufte Besserung der Beschwerden festgestellt werden. Insgesamt zeigten sich in über 80% gute bis sehr gute Therapieerfolge.

Folgende Zusammenfassung zeigt die unterschiedlichen Ansprechraten:
Die 1996 veröffentlichte Marburger Amalgamstudie ermöglichte auch bezüglich Allergien bei den ersten 130 Patienten, die Amalgam entfernten und eine Entgiftung durchführten, schon relativ sichere Aussagen:

Zusammenfassend ergab sich eine Besserung der Beschwerden nach Amalgamentfernung und Entgiftung über meist 3-6 Monate bei 80,4% der Patienten.

Hauptuntersuchungsmethode: Elektroakupunktur nach Voll.
Entwicklung der Einzelsymptome - Besserung in %:
Allergien: 60,4 %
Chronische Infekte: 79,2 %,
Chronische Kopfschmerzen: 77,5 %,
Neurologische Symptome: 73,1%

Das einzige „anerkannte" Untersuchungsverfahren, der Hautallergietest auf Amalgam, war bei nur 13,1 % positiv, also in seiner Aussagekraft für die meisten Patienten wertlos.

Eine Behandlung der „Amalgam Folgekrankheiten" Darmdysbiose und chronische Nasennebenhöhleninfekte erfolgte bei 82 Patienten der Marburger Amalgamstudie. In über 90% der Fälle wurden Darmpilze festgestellt.

Für eine sanfte Entgiftungstherapie wird im Allgemeinen eine naturheilkundliche Diagnostik vorausgesetzt, damit individuelle Begleit- und Folgeerkrankungen möglichst weitgehend mit berücksichtigt werden. Mittels Elektroakupunktur nach Voll (EAV) können die zur

Schwermetallausleitung benötigten Medikamente ausgetestet werden. In über 90% der Fälle wurden mittels ausführlicher EAV-Tests Pilzerkrankungen und Darmdysbiosen festgestellt, die über eine intensive Amalgamentgiftung und mikrobiologische Therapie (Nosoden, Monilia albicans) zu behandeln sind. Wohnraumgifte und berufliche Schadstoffbelastungen wurden zu 20% als Zusatzfaktoren ermittelt, die mit behandelt werden konnten. Empfohlene Therapien waren die Nosodentherapie, die phytotherapeutisch-homöopathische Ausleitung, die Belastungsvermeidung und Vitamingaben, Mineralien und Spurenelemente. Patienten mit chronischen Zahnherden, bei denen meistens keine Symptome aufgefallen waren, wurden zur Weiterbehandlung überwiesen oder homöopathisch behandelt. Außerdem wurden chronische Rachen- oder Nasennebenhöhleninfekte als häufige Begleiterkrankungen ermittelt, die über eine homöopathische Therapie oft erfolgreich behandelt werden können. Nach einer Entgiftungstherapie können Allergien zu 60,4 Prozent, chronische Infekte zu 79,2 Prozent, chronische Kopfschmerzen zu 77,5 Prozent und neurologische Symptome zu 73,1 Prozent gebessert werden.

Die Ergebnisse der „Marburger Amalgam-Entgiftungsstudie" sind in einem kleinen Buch zusammengefasst, der bei Interesse über www.naturmednet.de ausgedruckt werden kann:

Hofmann, Ulrike: Krank durch Amalgam – und was dann?
GeMUT-Verlag: Marburg. 1996

Studie „Kopfschmerzen und Migräne"

Können Kopfschmerzen und Migräne in akuten sowie chronischen Fällen durch die Kombination der Naturheilverfahren Akupunktur und Elektroakupunktur nach Voll (EAV) sinnvoll behandelt werden?

Das war die Ausgangsfrage bei der vergleichenden Untersuchung von Kopfschmerz- und Migräne-Therapien nach der klassischen Akupunktur und der Elektroakupunktur nach Voll (EAV). Sie wurde 1996 unter der gemeinsamen Leitung von Dr. med. Yarong Xiao und Dr. med. Bernhard A. Weber am ehemaligen Institut für Naturheilverfahren in Marburg durchgeführt.

Die Ergebnisse, über die ausführlich in der Zeitschrift Ärzte für Naturheilverfahren ZÄN 7/1996 berichtet wurde, lassen sich hier noch einmal kurz zusammenfassen: An beiden Studien nahmen insgesamt 99 Kopfschmerz-/Migräne-Patienten teil (Akupunktur: 50 Patienten; Elektroakupunktur nach Voll: 49 Patienten), wobei besonders auch die sogenannten Therapieblockaden Amalgam und Dysbiose berücksichtigt wurden. Beide Verfahren können sich nachweislich sehr sinnvoll ergänzen: Bei akutem Auftreten von Kopfschmerzen und/oder Migräne kann die Akupunktur für eine rasche Schmerzlinderung sorgen, während die Elektroakupunktur nach Voll für die mittel- bis langfristige Beseitigung der Ursachen und Therapieblockaden zuständig ist.

Von den teilnehmenden Kopfschmerz-/Migräne-Patienten unterzogen sich 30% einer ausführlichen EAV-Untersuchung. Bei 70% wurde nur ein EAV-Kurztest durchgeführt, wobei die Amalgamfolgekrankheit Darmdysbiose und in vielen Fällen auch eine chemische Belastung (Formaldehyd, PCP, PCB oder Lindan) mit untersucht wurde.

Außerdem wurden die 50 Akupunktur-Patienten einer Begleituntersuchung mittels Elektroakupunktur (EAV) unterzogen. Die Erkrankung bestand bei diesen Patienten zwischen acht Monaten und 35 Jahren und ihre Migräne-Anfälle kamen zwischen zwei- und zwölfmal im

Monat. Die Geschlechtsverteilung nach dem Verhältnis 4:1 (40 Frauen und 10 Männer) findet sich auch außerhalb der Studie: Statistisch sind mehr Frauen als Männer von Kopfschmerzen und Migräne betroffen. Dabei sind alle Altersgruppen hier vertreten: Die untersuchten Patienten waren zwischen 22 und 68 Jahre alt.

Das Spektrum der Belastungen der Akupunktur-Patientengruppe ist ähnlich wie bei der anderen, stark amalgambelasteten Patientengruppe: Die Belastungen, die bei beiden Patientengruppen ermittelt worden sind, gelten als (Mit-)Ursache für Kopfschmerzen und Migräne. Für Migräne finden sich viele verschiedene Auslöser: Umweltgifte und Amalgam, Medikamente (Schmerzmittel, Hormonpräparate, Antidepressiva, Bluthochdruckmittel u.v.a.m.), eine unregelmäßige Lebensweise (z.B. Schichtarbeit), Stress, Überforderung, Erschöpfung, eine unbewusste Daueranspannung, Schlafmangel und Sorgen, Hormonschwankungen, Wetterwechsel, schlechte Raumluft oder Luftverschmutzung, zu langes Fernsehen, last but not least: Alkohol, Nikotin und Koffein zählen zu den häufigsten Auslösern von Migräne, wie diese Studie aufzeigen konnte.

Die Unterscheidung zwischen primären und sekundären Kopfschmerzen ist für den Behandlungsansatz ganz wesentlich: Bei primären Kopfschmerzen werden die Kopfschmerzen als Krankheit gewertet, während sekundäre Kopfschmerzen nur als Symptome auftreten bzw. Begleiterscheinungen anderer Krankheiten sind. Sekundäre Kopfschmerzen sind z.B. Kopfschmerzen infolge einer Erkältung, chronischen Nasennebenhöhlenbelastung, Grippe, Kopfverletzung, Hormonschwankung, Medikamentennebenwirkung o.ä. Zu den primären Kopfschmerzen zählen Migräne, Spannungskopfschmerzen, Cluster-Kopfschmerzen o.ä. Diese lassen in unserer Testung mit

Elektroakupunktur nach Voll eine multifaktorielle Ursachenkombination erkennen.

Bei Patienten mit chronischem Kopfschmerz-/Migräne ist eine schonende und langfristige Besserung oder Heilung möglich: Auf der Basis einer gezielten Austestung mittels Elektroakupunktur nach Voll (EAV) kann eine naturheilkundliche Therapie angesetzt werden, die abhängig vom EAV-Testergebnis über Nosoden (sehr häufig Meningokokken), Phytotherapeutika, Vitamine und Mineralien sowie in einzelnen Fällen als spezielles kombiniertes Therapieprogramm erfolgen kann. Die oft rasche Schmerzbeseitigung durch die Akupunktur war für die Kopfschmerz-/Migräne-Patienten sehr beeindruckend.

Studie „Trockenes Auge"

Wird die chronische Augenerkrankung „Trockenes Auge" durch Darmerkrankungen und Schwermetallbelastungen hervorgerufen? Das war die Ausgangsfrage der Pilotstudie, die 1996 unter der Leitung von Dr. med. Bernhard A. Weber und unter der Assistenz von Petra Schwartz-Klapp am ehemaligen Institut für Naturheilverfahren in Marburg durchgeführt wurde. Die Ergebnisse sind 1996 in der Zeitschrift für Regulationsmedizin veröffentlicht: An dieser Studie nahmen 36 Patienten teil, die seit zwei bis zwölf Jahren von der Augenkrankheit „Trockenes Auge" bzw. Keratoconjunctivitis sicca betroffen sind. 28 Frauen und acht Männer wurden einem ausführlichen Test und mehreren Untersuchungen mit Elektroakupunktur nach Voll (EAV) unterzogen, damit möglichst alle Begleiterkrankungen und Zusatzbelastungen aufgedeckt und mit behandelt werden konnten. Die Folgestudie bis 2002 bestätigte bei 401 Patienten diese Ergebnisse.

Bei den 36 teilnehmenden Patienten fanden sich als häufigste Ursachen Schwermetallbelastungen: zu 83% Amalgam, Kupfer, Palladium und seltener auch Blei. Aus Darmpilzbelastungen resultierende Toxine sowie Nahrungsmittelunverträglichkeiten konnten bei fast allen Patienten zu jeweils 91% festgestellt werden. Diese Befunde wurden mit einer Kontrollgruppe ohne Trockenes Auge, die wesentlich geringere Belastungswerte aufwies, verglichen, und durch die Therapieerfolge bestätigt.

Naturheilkundliche Diagnostik und Therapie können bei der chronischen Augenerkrankung „Trockenes Auge" effektiv zur Schmerzlinderung, Ursachenerkennung und - bei ausreichender Motivation des Patienten - zur „Entgiftung" beitragen. Mit der Elektroakupunktur nach Voll (EAV) können einzelne Organbereiche des Auges ausgetestet werden, wobei der Resonanztest über den entsprechenden Akupunkturpunkt an der Hand vorgenommen wird. Meistens finden sich dabei mehrere Belastungsfaktoren. Abschließende Therapieempfehlungen werden per Computer mit erfasst und ausgedruckt. Über die Ursachenfindung mittels EAV kann das „Trockene Auge" oft verbessert oder geheilt werden: Als Hauptursache gelten die Zahnmetallbelastungen mit ihren „Folgekrankheiten" Darmpilz-Toxine und Allergien. Die naturheilkundliche Therapie setzt bei der Beseitigung dieser Ursachen an, um jahrelangen Beschwerden und Medikamentenverordnungen unnötig zu machen.

In den letzten Jahren ist die Anzahl der Patienten mit „Trockenem Auge" stark angestiegen. Heute sind alle Alters- und Geschlechtsgruppen vom Trockenheitssyndrom betroffen und mittlerweile zählt das „Trockene Auge" zu den häufigsten Augenerkrankungen. Das „Trockene Auge" wird gelegentlich auch durch Herzmedikamente wie die Beta-Blocker verursacht. Zu den Risikofaktoren zählen weiter Computer- bzw. Bildschirmarbeit, trockene Luft, schlechte Klimaanlagen, Zigarettenrauch, andere chemische Belastungen und erhöhte Ozonwerte im Sommer. Zwischen dem „Trockenen Auge" und Diabetes gibt es auch eine Korrelation, die wissenschaftlich eingehend untersucht wird.

Einige auffällige Einzelfälle mit „Trockenem Auge" haben das ehemalige Institut für Naturheilverfahren zu dieser Pilotstudie bewegt. Der Nachweis, dass das „Trockene Auge" mit Nahrungsmittelunverträglichkeiten, Schwermetallbelastung und Darmpilzerkrankungen zusammenhängt, ist mit dieser Studie gelungen. Einige wenige Patienten mit generalisierter Trockenheit der Schleimhäute zeigten ähnliche Ursachen für diese Erkrankungen.

Fallstudie zu Multipler Sklerose

Die Auswertung von 55 EAV – Testungen bei MS in Marburg zeigte eine ähnlich häufige Belastungsvielfalt, besonders mit subchronischen Virusinfekten und Schwermetallen wie bei S. Lambrecht beschrieben.

Chronische Kinderkrankheiten I und II s. 6.11

Fallstudie zur Verträglichkeit der sanften Hyperthermie

Die Infrarot Wärmekabine wurde bei 80 Patienten auf Verträglichkeit und Erhöhung der Körpertemperatur überprüft. Die positiven Ergebnisse sind in der Literatur beschriebenen.

Rückenschmerzen und Gelenkschmerzen.

Im Vergleichstest wurden zwei Patientengruppen behandelt: 1. 80 Patienten mit chinesischer Nadelakupunktur. 2. 60 Patienten mit europäischer Ausleitungstherapie auf Basis der Ursachentestung mit

EAV. Bei diesen 140 Patienten ließen sich bei mehr als 75% über drei Monate häufig sehr langfristige Besserungen und Beschwerdefreiheit beobachten.

8.7. Vorsorgeprogramm 1994 bis 2004-2005

Bei 104 Patienten wurden in regelmäßigen Abständen EAV-Testungen und Entgiftungskuren durchgeführt. Viele chronische Erkrankungen konnten dadurch gemildert oder ausgeheilt werden.

8.8. Naturheilkunde und Krankenkassen

Naturheilverfahren können nachweislich chronische Krankheiten besser und schonender behandeln. Zwei Krankenkassenstudien zeigten zudem deutliche Kostensenkung: Ein Umdenken der Gesundheitspolitik ist dringend notwendig! Die Planwirtschaft der universitären Schulmedizin hat versagt, da nur noch teurere Wege beschritten werden. Die gesetzliche Krankenkassen müssen für Naturheilverfahren, wie zum Beispiel auch die diagnostische Akupunktur – EAV geöffnet werden. *(Siehe auch das Buch von Huber: Die Gesundheitsrevolution)

Kontaktanschriften

Naturheilkunde AG
Deutschhausstraße 28
35037 Marburg
Tel.: 06421 - 690074
www.naturmednet.de

Naturheilkundezentrum
Langenaltheim (Bayern)
Untere Hauptstr. 44
91799 Langenaltheim
Tel.: 09145 - 496 Fax 497

Cent des Merlin Verein zur
Förderung der nachhaltigen
Kreislaufwirtschaft auf
Gegenseitigkeit
Preiswertere gesunde Ernährung
Untere Hauptstr. 44
91799 Langenaltheim
Tel.: 09145 - 496 Fax 497

Int. Med. Ges. für
Elektroakupunktur nach Voll
Am Promenadenplatz 1
72250 Freudenstadt
Tel.: 07441 - 92 48 50

Menschen gegen Krebs e.V.
Pfarrstr.8/1 71394 Kernen
Tel.: 07151 910 217
www.krebstherapien.de

M. Rockensüß
Fünf Elemente Ernährungs-
Persönlichkeitsberatung
Heilsgasse 3
34599 Neuental
Tel.: 06693 - 8642
www.mrockensüss.de

S. Naumann Geopathologin
Schulstr.32
36320 Kirtorf
Tel.: 06635 - 7421

Geowell Gesundheitszentrum
Geobiologie
Schinkestr.78
32257 Bünde
Tel.: 0171 - 640 4792

Arthrose Selbsthilfe Gruppe
E.Fisseler
Am Mühlenberg 2
34587 Felsberg
Tel.: 05662 - 408851
www.arthrose-selbsthilfe.de

Vitatherm Lohmann GmbH
Robert-Bosch Str.66
61184 Karbern
Tel: 0603943014

Aculife Mediotronic
R. Heilmann
Hauptstr.30
65760 Eschborn
Tel.: 06196 - 46844

9. Bücher und Medien, die über unsere Arbeit berichten

- P. Schwarz-Klapp: „Das Trockene Auge" und Ozon. Meridiana-Verlag, Rudolfstadt-Keilau, 1994, Neuauflage 1997 Knaur-Verlag
- B. A. Weber, R. Schneider in U.Hofmann, Marburger Amalgamstudie, Auflage 1996 des Ratgebers „Krank durch Amalgam - und was dann?", GeMUT-Verlag Marburg
- Robert Forsberg , Amalgam, Fakten über Amalgamentgiftung und Sanierung, Knaur-Verlag 1997, mit Text Marburger Amalganstudie I
- Amalgam-Video
- Broschüre „Trockenes Auge"
- Broschüre „Darmpilze"
- Video 1. Alternativer Hessischer Tumortag 2003
- Video 2. Alternativer Hessischer Tumortag 2004
- Video 3. Alternativer Hessischer Tumortag 2005
- B. Weber, Übersicht Immunsystemstärkung, ECT- Galvanotherapie, lokale Hyperthermie
- A. Herzog, Chemotherapie - eine kritische Bestandaufnahme
- L. Hirneise, Chemotherapie heilt Krebs und die Welt ist eine Scheibe
- R. Grossarth-Maticek, Selbstregulation und Autonomietraining